中医歌诀白话解丛书

濒湖脉学

白话解

（第二版）

总主编　郭　栋　乔明琦

编　著　任　健

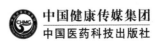
中国健康传媒集团
中国医药科技出版社

内 容 提 要

　　《濒湖脉学》是明代李时珍博采各家之长，结合自己的经验撰著而成的脉学经典名著。他在《脉经》24 脉的基础上增加了 3 种脉，使中医脉象增至 27 种，并以七言绝句的形式编写成朗朗上口、易于记诵的歌诀，为后世学医者学习中医脉学提供了很大的帮助。

　　为方便现代读者学习、研究中医脉学，本书保留了《濒湖脉学》原文，对重点词语加以注释，并以现代语言进行白话解，同时附按语分析说明。该书内容丰富，语意通俗，可供中医及广大中医爱好者学习参考。

图书在版编目（CIP）数据

濒湖脉学白话解/任健编著 . —2 版 . —北京：中国医药科技出版社，2016.2

（中医歌诀白话解丛书/郭栋，乔明琦主编）

ISBN 978 - 7 - 5067 - 8081 - 0

　Ⅰ.①濒…　Ⅱ.①任…　Ⅲ.①脉学 – 中国 – 明代 ②《濒湖脉学》– 译文　Ⅳ.①R241.1

中国版本图书馆 CIP 数据核字（2015）第 315659 号

美术编辑　陈君杞
版式设计　郭小平
文字统筹　赵士奎

出版　**中国健康传媒集团** | 中国医药科技出版社
地址　北京市海淀区文慧园北路甲 22 号
邮编　100082
电话　发行：010 - 62227427　邮购：010 - 62236938
网址　www.cmstp.com
规格　880 × 1230mm ¹⁄₃₂
印张　5⅝
字数　113 千字
初版　2012 年 6 月第 1 版
版次　2016 年 2 月第 2 版
印次　2023 年 12 月第 13 次印刷
印刷　三河市百盛印装有限公司
经销　全国各地新华书店
书号　ISBN 978 - 7 - 5067 - 8081 - 0
定价　**25.00 元**

再版前言

    《濒湖脉学》是明代李时珍博采各家之长，结合自己的经验撰著而成的脉学经典名著。他在《脉经》24 脉的基础上增加了 3 种脉，使中医脉象增至 27 种，并以七言绝句的形式编写成朗朗上口、易于记诵的歌诀，为后世学医者学习中医脉学提供了很大的帮助。由于原书为古文所写，对现代初学中医的人来说，还有不易理解之处，为此，山东中医药大学中医学院的学科带头人与专业骨干一起，对原书逐字逐句地加以注释和白话解。注释简明扼要，白话解通俗易懂，以期让读者能更便利地了解原文的精髓。对学习和理解原书起到非常重要的辅助作用。

    本书自 2012 年上市之后，深受读者的欢迎，经多次重印，仍供不应求，是大中专院校师生必备的简明中医实用读物。

    本次修订，在初版的基础上，进一步完善白话解的内容，力求译文更加准确，更能反映原文的主旨。同时，为了提升读者的阅读感受，本次修订在装帧和纸张的选择上做了全新的设计。经过这些细节的打磨，本书更加实用，易学易记，可供中医爱好者、中医院校师生及中医临床工作者学习使用。

编   者

2016 年 1 月

前　言

　　脉诊又称切脉，有着悠久的历史，是我国古代医学家长期医疗实践的经验总结。公元前五世纪，著名医家扁鹊便擅长切脉诊病。《史记·扁鹊仓公列传》言："至今天下言脉者，由扁鹊也。"《黄帝内经》载有"三部九候"等脉诊方法。《难经》倡导脉诊部位"独取寸口"。晋代王叔和著《脉经》载有24种脉象，是我国现存最早的脉学专著。

　　李时珍（1518～1593 年），字东壁，号濒湖，蕲州（今湖北蕲春）人，为明代杰出的中医药学家和科学家，著有《本草纲目》。《濒湖脉学》为李时珍撷取《内经》《脉经》等诸书精华，纠正五代高阳生《脉诀》之误，又汲取其父李言闻脉学理论，并结合自己的经验撰著而成。

　　该书分两部分，前半部分主要论述了浮、沉、迟、数等27 种脉象。其中同类异脉的鉴别和各脉主病均编成七言歌诀，便于读者背诵。后半部分引录其父李言闻（字子郁，号月池）根据宋代崔嘉彦的《紫虚脉诀》加以删补而成，为四言歌诀，全面论述了脉象、脉理、脉法及五脏平脉、辨脉总纲、病脉体状、脉象主病等内容。全书采用歌诀形式编写，语言精练、易于诵习，既可予初学中医者的用于启蒙学习，又可予临床中医工作者精研脉诊之用。

本书设【原文】【注释】【白话解】【按语】四个栏目。【原文】即原文照录，其中楷体为原著正文，括号中文字为原著正文之注。【注释】是在原书的基础上进行了难懂的字、词的注释。【白话解】部分用通俗易懂的白话文译释原文。【按语】将相关的脉学内容予以阐释，或有引申，或有拓展，或有新的认识，或有临床心得，或对有争议的问题予以评析，意在拓宽视野，深研脉理，贴合临床实际。

脉诊的学习，既需要熟悉脉学的基本知识，又要掌握切脉的基本技能，反复训练，仔细体会，才能逐步掌握、辨识各种脉象，并有效的应用于临床实践。

期望本书能对中医专业人士、初学者、爱好者学习了解中医脉诊有所裨益。然而，限于编者的学术水平有限及编写时间的短促，不妥之处难以避免，恳请广大读者指正，以便再版时修订提高。

编　者

2012 年 3 月

濒湖脉学自序

李时珍曰：宋有俗子，杜撰《脉诀》，鄙陋纰缪。医学习诵，以为权舆，逮臻颁白，脉理竟昧。戴同父常刊其误，先考月池翁著《四诊发明》八卷，皆精诣奥室，浅学未能窥造。珍因撮粹撷华，僭撰此书，以便习读，为脉指南。世之医病两家，咸以脉为首务，不知脉乃四诊之末，谓之巧者尔。上士欲会其全，非备四诊不可。

明嘉靖甲子上元日谨书子濒湖薖所

目
录

濒湖脉学原文

七　言

浮（阳）

浮脉，举之有余，按之不足（《脉经》）。如微风吹鸟背上毛，厌厌聂聂（轻汎貌），如循榆荚（《素问》），如水漂木（崔氏），如捻葱叶（黎氏）。

（浮脉法天，有轻清在上之象。在卦为乾，在时为秋，在人为肺，又谓之毛。太过则中坚旁虚，如循鸡羽，病在外也；不及则气来毛微，病在中也。《脉诀》言，寻之如太过，乃浮兼洪紧之象，非浮脉也。）

[体状诗]

> 浮脉惟从肉上行，如循榆荚似毛轻。
>
> 三秋得令知无恙，久病逢之却可惊。

[相类诗]

> 浮如木在水中浮，浮大中空乃是芤。
>
> 拍拍而浮是洪脉，来时虽盛去悠悠。
>
> 浮脉轻平似捻葱，虚来迟大豁然空。
>
> 浮而柔细方为濡，散似杨花无定踪。

（浮而有力为洪，浮而迟大为虚，虚甚为散，浮而无力为芤，浮而柔细为濡。)

[主病诗]

浮脉为阳表病居，迟风数热紧寒拘。

浮而有力多风热，无力而浮是血虚。

寸浮头痛眩生风，或有风痰聚在胸。

关上土衰兼木旺，尺中溲便不流通。

(浮脉主表，有力表实，无力表虚，浮迟中风，浮数风热，浮紧风寒，浮缓风湿，浮虚伤暑，浮芤失血，浮洪虚热，浮散劳极。)

沉（阴）

沉脉，重手按至筋骨乃得（《脉经》）。如绵裹砂，内刚外柔（杨氏）。如石投水，必极其底。

(沉脉法地，有渊泉在下之象，在卦为坎，在时为冬，在人为肾。又谓之石，亦曰营。太过则如弹石，按之益坚，病在外也；不及则气来虚微，去如数者，病在中也。《脉诀》言缓度三关，状如烂绵者，非也。沉有缓数及各部之沉，烂绵乃弱脉，非沉也。)

[体状诗]

水行润下脉来沉，筋骨之间奥滑匀。

女子寸兮男子尺，四时如此号为平。

[相类诗]

沉帮筋骨自调匀，伏则推筋着骨寻。

沉细如绵真弱脉，弦长实大是牢形。

(沉行筋间，伏行骨上，牢大有力，弱细无力。)

　　　　沉潜水畜阴经病，数热迟寒滑有痰。

　　　　无力而沉虚与气，沉而有气积并寒。

　　　　寸沉痰郁水停胸，关主中寒痛不通。

　　　　尺部浊遗并泄痢，肾虚腰及下元痟。

　　（沉脉主里，有力里实，无力里虚。沉则为气，又主水畜，沉迟痟冷，沉数内热，沉滑痰食，沉涩气郁，沉弱寒热，沉缓寒湿，沉紧冷痛，沉牢冷积。）

迟（阴）

　　迟脉，一息三至，去来极慢（《脉经》）。

　　（迟为阳不胜阴，故脉来不及。《脉诀》言：重手乃得，是有沉无浮。一息三至，甚为易见。而曰隐隐，曰状且难，是涩脉矣，其谬可知。）

　　　　迟来一息至惟三，阳不胜阴气血寒。

　　　　但把浮沉分表里，消阴须益火之原。

　　　　脉来三至号为迟，小駃于迟作缓持。

　　　　迟细而难知是涩，浮而迟大以虚推。

　　（三至为迟，有力为缓，无力为涩，有止为结，迟甚为败，浮大而耎为虚。黎氏曰：迟小而实，缓大而慢。迟为阴盛阳衰，缓为卫盛营弱，宜别之。）

　　　　迟司脏病或多痰，沉痟癥瘕仔细看。

有力而迟为冷痛，迟而无力定虚寒。

寸迟必是上焦寒，关主中寒痛不堪。

尺是肾虚腰脚重，溲便不禁疝牵丸。

（迟脉主脏，有力冷痛，无力虚寒。浮迟表寒，沉迟里寒。）

数（阳）

数脉，一息六至（《脉经》）。脉流薄疾（《素问》）。

（数为阴不胜阳，故脉来太过。浮沉迟数，脉之纲领。《素问》《脉经》皆为正脉。《脉诀》立七表八里，而遗数脉，止歌于心脏，其妄甚矣。）

[体状诗]

数脉息间常六至，阴微阳盛必狂烦。

浮沉表里分虚实，惟有儿童作吉看。

[相类诗]

数比平人多一至，紧来如数似弹绳。

数而时止名为促，数见关中动脉形。

（数而弦急为紧，流利为滑，数而有止为促，数甚为疾，数见关中为动。）

[主病诗]

数脉为阳热可知，只将君相火来医。

实宜凉泻虚温补，肺病秋深却畏之。

寸数咽喉口舌疮，吐红咳嗽肺生疡。

当关胃火并肝火，尺属滋阴降火汤。

（数脉主腑，有力实火，无力虚火。浮数表热，沉数里

4

热，气口数实肺痈，数虚肺痿。）

滑（阳中阴）

滑脉，往来前却，流利展转，替替然如珠之应指（《脉经》）。漉漉如欲脱。

（滑为阴气有余，故脉来流利如水。脉者，血之府也。血盛则脉滑，故肾脉宜之；气盛则脉涩，故肺脉宜之。《脉诀》云：按之即伏，三关如珠，不进不退。是不分浮滑、沉滑、尺寸之滑也，今正之。）

[体状相类诗]

滑脉如珠替替然，往来流利却还前。

莫将滑数为同类，数脉惟看至数间。

（滑则如珠，数则六至。）

[主病诗]

滑脉为阳元气衰，痰生百病食生灾。

上为吐逆下畜血，女脉调时定有胎。

寸滑膈痰生呕吐，吞酸舌强或咳嗽。

当关宿食肝脾热，渴痢癫淋看尺部。

（滑主痰饮，浮滑风痰，沉滑食痰，滑数痰火，滑短宿食。《脉诀》言：关滑胃寒，尺滑脐似冰。与《脉经》言：关滑胃热，尺滑血畜，妇人经病之旨相反，其谬如此。）

涩（阴）

涩脉，细而迟，往来难，短且散，或一止复来（《脉经》）。参伍不调（《素问》）。如轻刀刮竹（《脉诀》），如雨沾沙，（《通真子》），如病蚕食叶。

（涩为阳气有余，气盛则血少，故脉来塞滞，而肺宜之。《脉诀》言：指下寻之似有，举之全无。与《脉经》所云，绝不相干。）

[体状诗]

细迟短涩往来难，散止依稀应指间。

如雨沾沙容易散，病蚕食叶慢而艰。

[相类诗]

参伍不调名曰涩，轻刀刮竹短而难。

微似秒芒微冞甚，浮沉不别有无间。

（细迟短散，时一止曰涩；极细而冞，重按若绝曰微；浮而柔细曰濡；沉而柔细曰弱。）

[主病诗]

涩缘血少或伤精，反胃亡阳汗雨淋。

寒湿入营为血痹，女人非孕即无经。

寸涩心虚痛对胸，胃虚胁胀察关中。

尺为精血俱伤候，肠结溲淋或下红。

（涩主血少精伤之病，女人有孕为胎病，无孕为败血。杜光庭云：涩脉独见尺中，形散同代，为死脉。）

虚（阴）

虚脉，迟大而冞，按之无力，隐指豁豁然空（《脉经》）。

（崔紫虚云：形大力薄，其虚可知。《脉诀》言：寻之不足，举之有余。止言浮脉，不见虚状。杨仁斋言：状似柳絮，散漫而迟。滑氏言：散大而冞，皆是散脉，非虚也。）

[体状相类诗]

举之迟大按之松，脉状无涯类谷空。

莫把芤虚为一例，芤来浮大似慈葱。

（虚脉浮大而迟，按之无力。芤脉浮大，按之中空，芤为脱血。虚为血虚。浮散二脉见浮脉。）

[主病诗]

脉虚身热为伤暑，自汗怔忡惊悸多。

发热阴虚须早治，养营益气莫蹉跎。

血不荣心寸口虚，关中腹胀食难舒。

骨蒸痿痹伤精血，却在神门两部居。

（《经》曰：血虚脉虚；曰：气来虚微为不及，病在内；曰：久病脉虚者死。）

实（阳）

实脉，浮沉皆得，脉大而长，微弦，应指幅幅然（《脉经》）。

（幅幅，坚实貌。《脉诀》言：如绳应指来，乃紧脉，非实脉也。）

[体状诗]

浮沉皆得大而长，应指无虚幅幅强。

热蕴三焦成壮火，通肠发汗始安康。

[相类诗]

实脉浮沉有力强，紧如弹索转无常。

须知牢脉帮筋骨，实大微弦更带长。

（浮沉有力为实，弦急弹指为紧，沉而实大微弦而长为牢。）

[主病诗]

实脉为阳火郁成，发狂谵语吐频频。

或为阳毒或伤食，大便不通或气疼。

寸实应知面热风，咽疼舌强气填胸。

当关脾热中宫满，尺实腰肠痛不通。

（《经》曰：血实脉实。曰：脉实者，水谷为病。曰：气来实强是谓太过。《脉诀》言，尺实小便不禁，与《脉经》尺实小腹痛、小便难之说相反。洁古不知其谬，《诀》为虚寒，药用姜附，愈误矣。）

长（阳）

长脉，不大不小，迢迢自若（朱氏）。如揭长竿末梢，为平；如引绳，如循长竿，为病（《素问》）。

（长有三部之长，一部之长，在时为春，在人为肝；心脉长，神强气壮；肾脉长，蒂固根深。《经》曰：长则气治，皆言平脉也。）

[体状相类诗]

过于本位脉名长，弦则非然但满张。

弦脉与长争较远，良工尺度自能量。

（实、牢、弦、紧皆兼长脉。）

[主病诗]

长脉迢迢大小匀，反常为病似牵绳。

若非阳毒癫痫病，即是阳明热势深。

（长主有余之病。）

短（阴）

短脉，不及本位（《脉诀》）。应指而回，不能满部（《脉经》）。

（戴同父云：短脉只见尺寸。若关中见短，上不通寸，下不通尺，是阴阳绝脉，必死矣。故关不诊短。黎居士云：长短未有定体，诸脉举按之，过于本位者为长，不及本位者为短。长脉属肝宜于春。短脉属肺宜于秋。但诊肝肺，长短自见。短脉两头无，中间有，不及本位，乃气不足以前导其血也。）

[体状相类诗]

> 两头缩缩名为短，涩短迟迟细且难。
>
> 短涩而浮秋喜见，三春为贼有邪干。

（涩、微、动、结，皆兼短脉。）

[主病诗]

> 短脉惟于尺寸寻，短而滑数酒伤神。
>
> 浮为血涩沉为痞，寸主头疼尺腹疼。

（《经》曰：短则气病，短主不及之病。）

洪（阳）

洪脉，指下极大（《脉经》）。来盛去衰（《素问》）。来大去长（《通真子》）。

（洪脉在卦为离，在时为夏，在人为心。《素问》谓之大，亦曰钩。滑氏曰：来盛去衰，如钩之曲，上而复下。应血脉来去之象，象万物敷布下垂之状。詹炎举言，如环珠者，非。《脉诀》云：季夏宜之，秋季、冬季，发汗通肠。俱非洪脉所宜，盖谬也。）

［体状诗］

脉来洪盛去还衰，满指滔滔应夏时。

若在春秋冬月分，升阳散火莫狐疑。

［相类诗］

洪脉来时拍拍然，去衰来盛似波澜。

欲知实脉参差处，举按弦长幅幅坚。

（洪而有力为实，实而无力为洪。）

［主病诗］

脉洪阳盛血应虚，相火炎炎热病居。

胀满胃翻须早治，阴虚泄痢可踌躇。

寸洪心火上焦炎，肺脉洪时金不堪。

肝火胃虚关内察，肾虚阴火尺中看。

（洪主阳盛阴虚之病，泄痢失血久嗽者忌之。《经》曰：
形瘦脉大多气者死。曰：脉大则病进。）

微（阴）

微脉，极细而耎，按之如欲绝，若有若无（《脉经》）。细
而稍长（戴氏）。

（《素问》谓之小。气血微则脉微。）

［体状相类诗］

微脉轻微瀌瀌乎，按之欲绝有如无。

微为阳弱细阴弱。细比于微略较粗。

（轻诊即见，重按如欲绝者，微也。往来如线而常有

者，细也。仲景曰：脉瀯瀯如羹上肥者，阳气微；萦萦如蚕丝细者，阴气衰；长病得之死，卒病得之生。）

[主病诗]

　　　　气血微兮脉亦微，恶寒发热汗淋漓。

　　　　男为劳极诸虚候，女作崩中带下医。

　　　　寸微气促或心惊，关脉微时胀满形。

　　　　尺部见之精血弱，恶寒消瘅痛呻吟。

（微主久虚血弱之病，阳微恶寒，阴微发热。《脉诀》云：崩中日久肝阴竭，漏下多时骨髓枯。）

紧（阳）

　　紧脉，来往有力，左右弹人手（《素问》）。如转索无常（仲景），数如切绳（《脉经》），如纫箄线（丹溪）。

　　（紧乃热为寒束之脉，故急数如此，要有神气。《素问》谓之急。《脉诀》言：寥寥入尺来。崔氏言：如线，皆非紧状。或以浮紧为弦，沉紧为牢，亦近似耳。）

[体状诗]

　　　　举如转索切如绳，脉象因之得紧名。

　　　　总是寒邪来作寇，内为腹痛外身疼。

[相类诗]

见弦、实。

[主病诗]

　　　　紧为诸痛主于寒，喘咳风痫吐冷痰。

　　　　浮紧表寒须发越，紧沉温散自然安。

寸紧人迎气口分，当关心腹痛沉沉。

尺中有紧为阴冷，定是奔豚与疝疼。

（诸紧为寒、为痛，人迎紧盛伤于寒，气口紧盛伤于食，尺紧痛居其腹。况乃疾在其腹。中恶浮紧、咳嗽沉紧，皆主死。）

缓（阴）

缓脉，去来小驶于迟（《脉经》），一息四至（戴氏）。如丝在经，不卷其轴，应指和缓，往来甚匀（张太素）。如初春杨柳舞风之象（杨玄操），如微风轻飐柳梢（滑伯仁）。

（缓脉在卦为坤，在时为四季，在人为脾。阳寸、阴尺，上下同等，浮大而耎，无有偏胜者，平脉也。若非其时，即为有病。缓而和匀，不浮不沉，不疾不徐，不微不弱者，即为胃气。故杜光庭云：欲知死期何以取？古贤推定五般土。阳土须知不遇阴，阴土遇阴当细数。详《玉函经》。）

[体状诗]

缓脉阿阿四至通，柳梢袅袅飐轻风。

欲从脉里求神气，只在从容和缓中。

[相类诗]

见迟脉。

[主病诗]

缓脉营衰卫有余，或风或湿或脾虚。

上为项强下痿痹，分别浮沉大小区。

寸缓风邪项背拘，关为风眩胃家虚。

神门濡泄或风秘，或是蹒跚足力迂。

（浮缓为风，沉缓为湿，缓大风虚，缓细湿痹，缓涩脾薄，缓弱气虚。《脉诀》言：缓主脾热口臭、反胃、齿痛、梦鬼诸病。出自杜撰，与缓无关。）

芤（阳中阴）

芤脉，浮大而软，按之中央空，两边实（《脉经》）。中空外实，状如慈葱。

（芤，慈葱也。《素问》无芤名。刘三点云：芤脉何似？绝类慈葱，指下成窟，有边无中。戴同父云：营行脉中，脉以血为形，芤脉中空，脱血之象也。《脉经》云：三部脉芤，长病得之生，卒病得之死。《脉诀》言：两头有，中间无，是脉断截矣。又言：主淋沥、气入小肠。与失血之候相反，误世不小。）

[**体状诗**]

> 芤形浮大软如葱，边实须知内已空。
>
> 火犯阳经血上溢，热侵阴络下流红。

[**相类诗**]

> 中空旁实乃为芤，浮大而迟虚脉呼。
>
> 芤更带弦名曰革，芤为失血革血虚。

[**主病诗**]

> 寸芤积血在于胸，关里逢芤肠胃痈。
>
> 尺部见之多下血，赤淋红痢漏崩中。

弦（阳中阴）

弦脉，端直以长（《素问》），如张弓弦（《脉经》），按之不移，绵绵如按琴瑟弦（巢氏），状若筝弦（《脉诀》），从中直过，挺然指下（《刊误》）。

（弦脉在卦为震，在时为春，在人为肝。轻虚以滑者平，实滑如循长竿者病，劲急如新张弓弦者死。池氏曰：弦紧而数劲为太过，弦紧而细为不及。戴同父曰：弦而耎，其病轻；弦而硬，其病重。《脉诀》言：时时带数。又言：脉紧状绳牵。皆非弦象，今削之。）

[体状诗]

　　　　弦脉迢迢端直长，肝经木旺土应伤。

　　　　怒气满胸常欲叫，翳蒙瞳子泪淋浪。

[相类诗]

　　　　弦来端直似丝弦，紧则如绳左右弹。

　　　　紧言其力弦言象，牢脉弦长沉伏间。

（又见长脉。）

[主病诗]

　　　　弦应东方肝胆经，饮痰寒热疟缠身。

　　　　浮沉迟数须分别，大小单双有重轻。

　　　　寸弦头痛膈多痰，寒热癥瘕察左关。

　　　　关右胃寒心腹痛，尺中阴疝脚拘挛。

（弦为木盛之病。浮弦支饮外溢，沉弦悬饮内痛。疟脉自弦，弦数多热，弦迟多寒。弦大主虚，弦细拘急。阳弦头痛，阴弦腹痛。单弦饮癖，双弦寒痼。若不食者，木来克土，必难治。）

革（阴）

革脉，弦而芤（仲景），如按鼓皮（丹溪）。

（仲景曰：弦则为寒，芤则为虚，虚寒相搏，此名曰革。男子亡血失精，妇人半产漏下。《脉经》曰：三部脉革，长病得之死，卒病得之生。时珍曰：此即芤弦二脉相合，故均主失血之候。诸家脉书，皆以为牢脉，故或有革无牢，有牢无革，混淆不辨。不知革浮牢沉，革虚牢实，形证皆异也。又按《甲乙经》曰：浑浑革革，至如涌泉，病进而危；弊弊绰绰，其去如弦绝者死。谓脉来浑浊革变，急如涌泉，出而不反也。王贶以为溢脉，与此不同。）

［体状主病诗］

　　　　革脉形如按鼓皮，芤弦相合脉寒虚。

　　　　女人半产并崩漏，男子营虚或梦遗。

［相类诗］

见芤、牢。

牢（阴中阳）

牢脉，似沉似伏，实大而长，微弦（《脉经》）。

（扁鹊曰：牢而长者，肝也。仲景曰：寒则牢坚，有牢固之象。沈氏曰：似沉似伏，牢之位也；实大弦长，牢之体也。《脉诀》不言形状，但云寻之则无，按之则有。云脉入皮肤辨息难，又以牢为死脉，皆孟浪谬误。）

［体状相类诗］

　　　　弦长实大脉牢坚，牢位常居沉伏间。

　　　　革脉芤弦自浮起，革虚牢实要详看。

［主病诗］

　　　　寒则牢坚里有余，腹心寒痛木乘脾。

疝癥瘕痃何愁也，失血阴虚却忌之。

（牢主寒实之病，木实则为痛。扁鹊云：耎为虚，牢为实。失血者，脉宜沉细，反浮大而牢者死，虚病见实脉也。《脉诀》言：骨间疼痛，气居于表。池氏以为肾传于脾，皆谬妄不经。）

濡（阴）

濡脉，极耎而浮细，如帛在水中，轻手相得，按之无有（《脉经》），如水上浮沤。

（帛浮水中，重手按之，随手而没之象。《脉诀》言：按之似有，举还无，是微脉，非濡也。）

[体状诗]

濡形浮细按须轻，水面浮绵力不禁。

病后产中犹有药，平人若见是无根。

[相类诗]

浮而柔细知为濡，沉细而柔作弱持。

微则浮微如欲绝，细来沉细近于微。

（浮细如绵曰濡，沉细如绵曰弱，浮而极细如绝曰微，沉而极细不断曰细。）

[主病诗]

濡为亡血阴虚病，髓海丹田暗已亏。

汗雨夜来蒸入骨，血山崩倒湿侵脾。

寸濡阳微自汗多，关中其奈气虚何。

尺伤精血虚寒甚，温补真阴可起疴。

（濡主血虚之病，又为伤湿。）

弱（阴）

弱脉，极耎而沉细，按之乃得，举手无有（《脉经》）。

（弱乃濡之沉者。《脉诀》言：轻手乃得。黎氏，譬如浮沤，皆是濡脉，非弱也。《素问》曰：脉弱以滑，是有胃气。脉弱以涩，是谓久病。病后老弱见之顺，平人少年见之逆。）

[体状诗]

　　　弱来无力按之柔，柔细而沉不见浮。

　　　阳陷入阴精血弱，白头犹可少年愁。

[相类诗]

见濡脉。

[主病诗]

　　　弱脉阴虚阳气衰，恶寒发热骨筋痿。

　　　多惊多汗精神减，益气调营急早医。

　　　寸弱阳虚病可知，关为胃弱与脾衰。

　　　欲求阳陷阴虚病，须把神门两部推。

（弱主气虚之病。仲景曰：阳陷入阴，故恶寒发热。又云：弱主筋，沉主骨，阳浮阴弱，血虚筋急。柳氏曰：气虚则脉弱，寸弱阳虚，尺弱阴虚，关弱胃虚。）

散（阴）

散脉，大而散。有表无里（《脉经》），涣漫不收（崔氏），无统纪无拘束，至数不齐，或来多去少，或去多来少，涣散不收，如杨花散漫之象（柳氏）。

（戴同父曰：心脉浮大而散，肺脉短涩而散，平脉也。心

17

脉耎散，怔忡；肺脉耎散，汗出；肝脉耎散，溢饮；脾脉耎散，胻肿，病脉也。肾脉耎散，诸病脉代散，死脉也。《难经》曰：散脉独见则危。柳氏曰：散为气血俱虚，根本脱离之脉，产妇得之生，孕妇得之堕。）

[体状诗]

散似杨花散漫飞，去来无定至难齐。

产为生兆胎为堕，久病逢之不必医。

[相类诗]

散脉无拘散漫然，濡来浮细水中绵。

浮而迟大为虚脉，芤脉中空有两边。

[主病诗]

左寸怔忡右寸汗，溢饮左关应耎散。

右关耎散胻胕肿，散居两尺魂应断。

细（阴）

细脉，小于微而常有，细直而耎，若丝线之应指（《脉经》）。

（《素问》谓之小。王启玄言如莠蓬，状其柔细也。《脉诀》言：往来极微，是微反大于细矣，与《经》相背。）

[体状诗]

细来累累细如丝，应指沉沉无绝期。

春夏少年俱不利，秋冬老弱却相宜。

[相类诗]

见微、濡。

> 细脉萦萦血气衰，诸虚劳损七情乖。
>
> 若非湿气侵腰肾，即是伤精汗泄来。
>
> 寸细应知呕吐频，入关腹胀胃虚形。
>
> 尺逢定是丹田冷，泄痢遗精号脱阴。

（《脉经》曰：细为血少气衰。有此证则顺，否则逆。故吐衄得沉细者生。忧劳过度者，脉亦细。）

伏（阴）

伏脉，重按着骨，指下裁动（《脉经》）。脉行筋下（《刊误》）。

（《脉诀》言：寻之似有，定息全无，殊为舛谬。）

［体状诗］

> 伏脉推筋着骨寻，指间裁动隐然深。
>
> 伤寒欲汗阳将解，厥逆脐疼证属阴。

［相类诗］

见沉脉。

［主病诗］

> 伏为霍乱吐频频，腹痛多缘宿食停。
>
> 畜饮老痰成积聚，散寒温里莫因循。
>
> 食郁胸中双寸伏，欲吐不吐常兀兀。
>
> 当关腹痛困沉沉，关后疝疼还破腹。

（伤寒，一手脉伏曰单伏，两手脉伏曰双伏，不可以阳证见阴为诊。乃火邪内郁，不得发越，阳极似阴，故脉伏，必有大汗而解。正如久旱将雨，六合阴晦，雨后庶物皆苏之义。又有夹阴伤寒，先有伏阴在内，外复感寒，阴盛阳衰，四脉厥逆，六脉沉伏，须投姜附及灸关元，脉乃复出也。若太溪、冲阳皆无脉者，必死。《脉诀》言：徐徐发汗。洁古以附子细辛麻黄汤主之，皆非也。刘元宾曰：伏脉不可发汗。）

动（阳）

动乃数脉，见于关上下，无头尾，如豆大，厥厥动摇。

（仲景曰：阴阳相搏名曰动，阳动则汗出，阴动则发热，形冷恶寒，此三焦伤也。成无己曰：阴阳相搏，则虚者动，故阳虚则阳动，阴虚则阴动。庞安常曰：关前三分为阳，后三分为阴，关位半阴半阳，故动随虚见。《脉诀》言：寻之似有，举之还无，不离其处，不往不来，三关沉沉。含糊谬妄，殊非动脉。詹氏言其形鼓动如钩、如毛者，尤谬。）

［体状诗］

动脉摇摇数在关，无头无尾豆形团。

其原本是阴阳搏，虚者摇兮胜者安。

［主病诗］

动脉专司痛与惊，汗因阳动热因阴。

或为泄痢拘挛病，男子亡精女子崩。

（仲景曰：动则为痛为惊。《素问》曰：阴虚阳搏，谓之崩。又曰：妇人手少阴脉动甚者，妊子也。）

促（阳）

促脉，来去数，时一止复来（《脉经》）。如蹶之趣，徐疾不常（黎氏）。

（《脉经》但言，数而止为促，《脉诀》乃云：并居寸口，不言时止者，谬矣。数止为促，缓止为结，何独寸口哉！）

[体状诗]

> 促脉数而时一止，此为阳极欲亡阴。
>
> 三焦郁火炎炎盛，进必无生退可生。

[相类诗]

见代脉。

[主病诗]

> 促脉惟将火病医，其因有五细推之。
>
> 时时喘咳皆痰积，或发狂斑与毒疽。

（促主阳盛之病。促、结之因，皆有气、血、痰、饮、食五者之别。一有留滞，则脉必见止也。）

结（阴）

结脉，往来缓，时一止复来（《脉经》）。

（《脉诀》言：或来或去，聚而却还。与结无关。仲景有累累如循长竿曰阴结，蔼蔼如车盖曰阳结。《脉经》又有如麻子动摇，旋引旋收，聚散不常者曰结，主死。此三脉，名同实异也。）

[体状诗]

> 结脉缓而时一止，独阴偏盛欲亡阳。
>
> 浮为气滞沉为积，汗下分明在主张。

[相类诗]

见代脉。

结脉皆因气血凝，老痰结滞苦沉吟。

内生积聚外痈肿，疝瘕为殃病属阴。

（结主阴盛之病。越人曰：结甚则积甚，结微则气（积）微，浮结外有痛积，伏结内有积聚。）

代（阴）

代脉，动而中止，不能自还，因而复动（仲景）。脉至还入尺，良久方来（吴氏）。

（脉一息五至，肺、心、脾、肝、肾五脏之气，皆足五十动而一息，合大衍之数，谓之平脉。反此则止乃见焉，肾气不能至，则四十动一止；肝气不能至，则三十动一止。盖一脏之气衰，而他脏之气代至也。《经》曰：代则气衰。滑伯仁曰：若无病，羸瘦脉代者，危脉也。有病而气血乍损，气不能续者，只为病脉。伤寒心悸脉代者，复脉汤主之。妊娠脉代者，其胎百日。代之生死，不可不辨。）

[体状诗]

动而中止不能还，复动因而作代看。

病者得之犹可疗，平人却与寿相关。

[相类诗]

数而时止名为促，缓止须将结脉呼。

止不能回方是代，结生代死自殊涂。

（促、结之止无常数，或二动、三动，一止即来。代脉之止有常数，必依数而止，还入尺中，良久方来也。）

代脉元因脏气衰，腹痛泄痢下元亏。

或为吐泻中宫病，女子怀胎三月分。

（《脉经》曰：代散者死。主泄及便脓血。）

五十不止身无病，数内有止皆知定。四十一止一脏绝，四年之后多亡命。三十一止即三年，二十一止二年应。十动一止一年殂，更观气色兼形证。两动一止三四日，三四动止应六七。五六一止七八朝，次第推之自无失。

（戴同父曰：脉必满五十动，出自《难经》；而《脉诀》五脏歌，皆以四十五动为准，乖于经旨。柳东阳曰：古以动数候脉，是吃紧语。须候五十动，乃知五脏缺失。今人指到腕臂，即云见了。夫五十动，岂弹指间事耶？故学人当诊脉、问证、听声、观色，斯备四诊而无失。）

四言举要

（宋·南康紫虚隐君崔嘉彦希范著。
明·蕲州月池子李言闻子郁删补。）

脉乃血派，气血之先，血之隧道，气息应焉。

其象法地，血之府也；心之合也，皮之部也。

资始于肾，资生于胃，阳中之阴，本乎营卫。

营者阴血，卫者阳气。营行脉中，卫行脉外。

脉不自行，随气而至。气动脉应，阴阳之义。

气如橐籥，血如波澜。血脉气息，上下循环。

十二经中，皆有动脉，惟手太阴，寸口取决。
此经属肺，上系吭嗌，脉之大会，息之出入。
一呼一吸，四至为息。日夜一万，三千五百，
一呼一吸，脉行六寸。日夜八百，十丈为准。
初持脉时，令仰其掌。掌后高骨，是谓关上。
关前为阳，关后为阴，阳寸阴尺，先后推寻。
心肝居左，肺脾居右；肾与命门，居两尺部。
魂魄谷神，皆见寸口，左主司官，右主司府。
左大顺男，右大顺女，本命扶命，男左女右。
关前一分，人命之主，左为人迎，右为气口。
神门决断，两在关后，人无二脉，病死不愈。
男女脉同，惟尺则异，阳弱阴盛，反此病至。
脉有七诊，日浮中沉，上下左右，消息求寻。
又有九候，举按轻重，三部浮沉，各候五动。
寸候胸上，关候膈下；尺候于脐，下至跟踝。
左脉候左，右脉候右，病随所在，不病者否。
浮为心肺，沉为肾肝；脾胃中州，浮沉之间。
心脉之浮，浮大而散；肺脉之浮，浮涩而短。
肝脉之沉，沉而弦长；肾脉之沉，沉实而濡。
脾胃属土，脉宜和缓。命为相火，左寸同断。
春弦夏洪，秋毛冬石，四季和缓，是谓平脉。
太过实强，病生于外，不及虚微，病生于内。
春得秋脉，死在金日，五脏准此，推之不失。
四时百病，胃气为本，脉贵有神，不可不审。
调停自气，呼吸定息，四至五至，平和之则。
三至为迟，迟则为冷，六至为数，数即热证。

转迟转冷，转数转热，迟数既明，浮沉当别。

浮沉迟数，辨内外因，外因于天，内因于人。

天有阴阳，风雨晦冥，人喜怒忧，思悲恐惊。

外因之浮，则为表证，沉里迟阴，数则阳盛。

内因之浮，虚风所为，沉气迟冷，数热何疑。

浮数表热，沉数里热，浮迟表虚，沉迟冷结。

表里阴阳，风气冷热，辨内外因，脉证参别。

脉理浩繁，总括于四，既得提纲，引申触类。

浮脉法天，轻手可得。汎汎在上，如水漂木。

有力洪大，来盛去悠。无力虚大，迟而且柔。

虚甚则散，涣漫不收。有边无中，其名曰芤。

浮小为濡，绵浮水面。濡甚则微，不任寻按。

沉脉法地，近于筋骨。深深在下，沉极为伏。

有力为牢，实大弦长。牢甚则实，愊愊而强。

无力为弱，柔小如绵。弱甚则细，如蛛丝然。

迟脉属阴，一息三至。小駃于迟，缓不及四。

二损一败，病不可治。两息夺精，脉已无气。

浮大虚散，或见芤革。浮小濡微，沉小细弱。

迟细为涩，往来极难，易散一止，止而复还。

结则来缓，止而复来，代则来缓，止不能回。

数脉属阳，六至一息，七疾八极，九至为脱。

浮大者洪，沉大牢实，往来流利，是谓之滑。

有力为紧，弹如转索。数见寸口，有止为促。

数见关中，动脉可候，厥厥动摇，状如小豆。

长则气治，过于本位。长而端直，弦脉应指。

短则气病，不能满部，不见于关，惟尺寸候，一脉一形，各有主病，数脉相兼，则见诸证。
浮脉主表，里必不足。有力风热，无力血弱。
浮迟风虚，浮数风热，浮紧风寒，浮缓风湿，
浮虚伤暑，浮芤失血，浮洪虚火，浮微劳极，
浮濡阴虚，浮散虚剧，浮弦痰饮，浮滑痰热。
沉脉主里，主寒主积。有力痰食，无力气郁。
沉迟虚寒，沉数热伏，沉紧冷痛，沉缓水畜，
沉牢痼冷，沉实热极，沉弱阴虚，沉细痹湿，
沉弦饮痛，沉滑宿食，沉伏吐利，阴毒聚积。
迟脉主脏，阳气伏潜，有力为痛，无力虚寒。
数脉主腑，主吐主狂，有力为热，无力为疮。
滑脉主痰，或伤于食，下为畜血，上为吐逆，
涩脉少血，或中寒湿，反胃结肠，自汗厥逆，
弦脉主饮，病属胆肝，弦数多热，弦迟多寒，
浮弦支饮，沉弦悬痛，阳弦头痛，阴弦腹痛，
紧脉主寒，又主诸痛，浮紧表寒，沉紧里痛，
长脉气平，短脉气病，细则气少，大则病进，
浮长风痫，沉短宿食，血虚脉虚，气实脉实，
洪脉为热，其阴则虚，细脉为湿，其血则虚，
缓大者风，缓细者湿，缓涩血少，缓滑内热，
濡小阴虚，弱小阳竭，阳竭恶寒，阴虚发热，
阳微恶寒，阴微发热，男微虚损，女微泻血，
阳动汗出，阴动发热，为痛与惊，崩中失血，
虚寒相搏，其名为革，男子失精，女子失血，
阳盛则促，肺痈阳毒，阴盛则结，疝瘕积郁，
代则气衰，或泄脓血，伤寒心悸，女胎三月，

脉之主病，有宜不宜，阴阳顺逆，凶吉可推。
中风浮缓，急实则忌，浮滑中痰，沉迟中气。
尸厥沉滑，卒不知人，入脏身冷，入腑身温。
风伤于卫，浮缓有汗；寒伤于营，浮紧无汗；
暑伤于气，脉虚身热；湿伤于血，脉缓细涩。
伤寒热病，脉喜浮洪，沉微涩小，证反必凶。
汗后脉静，身凉则安，汗后脉躁，热甚必难。
阳病见阴，病必危殆，阴病见阳，虽困无害。
上不至关，阴气已绝。下不至关，阳气已竭。
代脉止歇，脏绝倾危，散脉无根，形损难医。
饮食内伤，气口急滑。劳倦内伤，脾脉大弱。
欲知是气，下手脉沉，沉极则伏，涩弱久深。
火郁多沉，滑痰紧食，气涩血芤，数火细湿。
滑主多痰，弦主留饮，热则滑数，寒则弦紧。
浮滑兼风，沉滑兼气，食伤短疾，湿留濡细。
疟脉自弦，弦数者热，弦迟者寒，代散者折。
泄泻下痢，沉小滑弱；实大浮洪，发热则恶。
呕吐反胃，浮滑者昌，弦数紧涩，结肠者亡。
霍乱之候，脉代勿讶；厥逆迟微，是则可怕。
咳嗽多浮，聚肺关胃。沉紧小危，浮濡易治。
喘急息肩，浮滑者顺；沉涩肢寒，散脉逆证。
病热有火，洪数可医，沉微无火，无根者危。
骨蒸发热，脉数而虚，热而涩小，必殒其躯。
劳极诸虚，浮耎微弱，土败双弦，火炎急数。
诸病失血，脉必见芤，缓小可喜，数大可忧。
瘀血内蓄，却宜牢大，沉小涩微，反成其害。
遗精白浊，微涩而弱，火盛阴虚，芤濡洪数。

27

三消之脉，浮大者生，细小微涩，形脱可惊。

小便淋閟，鼻头色黄，涩小无血，数大何妨。

大便燥结，须分气血，阳数而实，阴迟而涩。

癫乃重阴，狂乃重阳。浮洪吉兆，沉急凶殃。

痫脉宜虚，实急者恶，浮阳沉阴，滑痰数热。

喉痹之脉，数热迟寒。缠喉走马，微伏则难。

诸风眩运，有火有痰，左涩死血，右大虚看。

头痛多弦，浮风紧寒，热洪湿细，缓滑厥痰。

气虚弦软，血虚微涩，肾厥弦坚，真痛短涩。

心腹之痛，其类有九，细迟从吉，浮大延久。

疝气弦急，积聚在里。牢急者生，弱急者死，

腰痛之脉，多沉而弦，兼浮者风，兼紧者寒，

弦滑痰饮，濡细肾著，大乃肾虚，沉实闪肭。

脚气有四，迟寒数热，浮滑者风，濡细者湿。

痿病肺虚，脉多微缓，或涩或紧，或细或濡。

风寒湿气，合而为痹，浮涩而紧，三脉乃备。

五疸实热，脉必洪数，涩微属虚，切忌发渴。

脉得诸沉，责其有水。浮气与风，沉石或里。

沉数为阳，沉迟为阴，浮大出厄，虚小可惊。

胀满脉弦，土制于木，湿热数洪，阴寒迟弱。

浮为虚满，紧则中实；浮大可治，虚小危极。

五脏为积，六腑为聚，实强者生，沉细者死。

中恶腹胀，紧细者生，脉若浮大，邪气已深。

痈疽浮散，恶寒发热，若有痛处，痈疽所发。

脉数发热，而痛者阳，不数不热，不疼阴疮。

未溃痈疽，不怕洪大，已溃痈疽，洪大可怕。

肺痈已成，寸数而实。肺痿之形，数而无力。

肺痈色白，脉宜短涩，不宜浮大，唾糊呕血。

肠痈实热，滑数可知，数而不热，关脉芤虚；

微涩而紧，未脓当下，紧数脓成，切不可下。

妇人之脉，以血为本，血旺易胎，气旺难孕。

少阴动甚，谓之有子，尺脉滑利，妊娠可喜。

滑疾不散，胎必三月，但疾不散，五月可别。

左疾为男，右疾为女。女腹如箕，男腹如斧。

欲产之脉，其至离经，水下乃产，未下勿惊。

新产之脉，缓滑为吉，实大弦牢，有证则逆。

小儿之脉，七至为平，更察色证，与虎口文。

奇经八脉，其诊又别。直上直下，浮则为督；

牢则为冲；紧则任脉。寸左右弹，阳跷可决。

尺左右弹，阴跷可别；关左右弹，带脉当诀。

尺外斜上，至寸阴维；尺内斜上，至寸阳维。

督脉为病，脊强癫痫；任脉为病，七疝瘕坚。

冲脉为病，逆气里急；带主带下，脐痛精失。

阳维寒热，目眩僵仆；阴维心痛，胸胁刺筑。

阳跷为病，阳缓阴急；阴跷为病，阴缓阳急。

癫痫瘛疭，寒热恍惚，八脉脉证，各有所属，

平人无脉，移于外络，兄位弟乘，阳溪列缺。

病脉既明，吉凶当别。经脉之外，又有真脉。

肝绝之脉，循刀责责。心绝之脉，转豆躁疾。

脾则雀啄，如屋之漏，如水之流，如杯之覆。

肺绝如毛，无根萧索，麻子动摇，浮波之合。

肾脉将绝，至如省客，来如弹石，去如解索。

命脉将绝，虾游鱼翔，至如涌泉，绝在膀胱。

真脉既形，胃已无气，参察色证，断之以臆。

七 言

浮（阳）

浮脉，举①之有余，按②之不足（《脉经》）。如微风吹鸟背上毛，厌厌聂聂③（轻泛④貌），如循榆荚⑤（《素问》），如水漂木，（崔氏），如捻葱叶（黎氏）。

（浮脉法天，有轻清在上之象，在卦为乾，在时为秋，在人为肺，又谓之毛。太过则中坚旁虚，如循鸡羽，病在外也；不及则气来毛微，病在中也。《脉诀》言，寻之如太过，乃浮兼洪紧之象，非浮脉也。）

【注释】

①举：用较轻的指力取脉。

②按：用较重的指力取脉。

③厌厌聂（niè）聂：厌厌，轻浮翩翩貌；聂聂，轻小之意。此处形容浮脉脉象轻虚浮薄，举之即得。

④泛：泛的异体字，漂浮貌。

⑤如循榆荚：榆荚，指榆钱。循，抚摸之意。如循榆荚，指诊脉时指下有如轻抚榆钱，有轻浮、舒缓之感。

【白话解】浮脉的脉象特征是脉动显现部位表浅。切脉时用手指轻轻地放于脉管之上，即可感觉跳动很明显；而指力加重时，反觉脉搏跳动力度减弱。就好像感觉轻微的风吹拂在鸟背的羽毛上，轻飘飘的振动；又像摸到榆荚（亦称榆钱）一样；或像摸到水面上漂浮的木块；还像用手指轻轻搓转葱管一样。

【按语】浮脉主表证。外邪袭表，正气外趋体表抗邪，气血趋向于肌表，脉气随之鼓动于外，故脉浮脉动显现部位表浅。

[体状诗]

浮脉惟①从肉上行，如循榆荚似毛轻。

三秋得令②知无恙③，久病逢之却可惊。

【注释】

①惟：仅，只。

②令：时令，季节，此指秋季。

③恙：疾病。

【白话解】浮脉仅呈现于皮肉的表层，指下感觉就像轻轻地抚摸在榆荚或羽毛上。在秋季的三个月里如果见到浮脉是没有疾病的表现，久病的人见到浮脉可能是病情危重的表现，需要注意。

【按语】浮脉脉位表浅，轻指力即可应指。久病之人，气血阴阳耗伤严重，易出现阳气大伤，虚阳外越的情况，此时脉浮大而无力，是病危之象。

[相类诗]

浮如木在水中浮，浮大中空乃是芤①。

拍拍②而浮是洪脉，来时虽盛去悠悠③。

浮脉轻平似捻葱，虚来迟大豁然④空。

浮而柔细方为濡，散似杨花无定踪。

（浮而有力为洪，浮而迟大为虚，虚甚为散，浮而无力为芤，浮而柔细为濡。）

【注释】

①芤（kōu）：本义为葱的别称。此处指芤脉，一种浮大而中空的脉象。

②拍拍：海浪拍击海岸的样子，此处指脉象搏动有力。

③悠悠：缓慢之意，形容脉象从容不迫，去势和缓。

④豁（huò）然：开阔之意，引申为空虚。此指虚脉迟缓，三部脉举宽大而按之皆无力。

【白话解】 浮脉似水中的漂木，浮大中空非浮脉乃是芤脉；来势汹涌如波涛拍岸，去势减缓而衰弱的为洪脉；浮取迟大且按之空豁、三部皆无力是虚脉；浮而轻柔无力而细小的是濡脉；散脉浮大而散，似杨花飘落，至数不匀，行踪难定。

【按语】 此为几种与浮脉相类似的脉象的鉴别点，做出了归纳性的说明，起到了执简驭繁的作用，在实践中注意体会。

[主病诗]

> 浮脉为阳表病居^①，迟风数热紧寒拘^②。
> 浮而有力多风热，无力而浮是血虚。
> 寸浮头痛眩生风，或有风痰聚在胸。
> 关上^③土衰兼木旺，尺中溲便^④不流通。

（浮脉主表，有力表实，无力表虚，浮迟中风，浮数风热，浮紧风寒，浮缓风湿，浮虚伤暑，浮芤失血，浮洪虚热，浮散劳极。）

【注释】

①居：位于。

②寒拘：拘，束缚。寒拘，指寒邪外束肌表。

③关上：即关部，寸口脉分为寸、关、尺三部，关部位于桡骨茎突处。

④溲便：溲，指小便。便，指大便。此处泛指排泄二便。

【白话解】浮脉为阳脉，多主表证。浮与迟兼见多主中风，浮与数兼见主热病在表，浮与紧兼见主寒邪外束。浮而有力多主风热，浮而无力见于久病多主血虚。若浮仅见于寸部，常为头痛眩晕，或见于风痰之邪聚于胸中。若浮脉见于关部，左关浮，主肝阳有余，右关浮，主脾气偏衰。两尺脉浮，主肾气衰，可见二便不利。

【按语】历代医家都认识到浮脉主表证。但并不是说凡见表证则必现浮脉。临床上有不少人虽患表证，但脉并不浮。究其原因有四：一是感受外邪轻微，尚未引起人体气血外趋肌表，故其脉不浮；二是体胖之人，皮下脂肪组织较厚，脉管较一般人深在，故虽感外邪，脉气亦难鼓动于外而脉不浮；三是机体阳气亏虚，虽外邪袭表，正气亦无力外趋抗邪，故脉不浮而沉细。四是素体禀赋所致之六阴脉，六脉沉细等同，虽感受外邪，患有表证，脉仍不浮。

沉（阴）

沉脉，重手按至筋骨乃得（《脉经》）。如绵裹砂，内刚外柔①（杨氏）。如石投水，必极其底。

（沉脉法地，有渊泉在下之象，在卦为坎，在时为冬，在人为肾。又谓之石，亦曰营。太过则如弹石，按之益坚，病在外也。不及则气来虚微，去如数者，病在中也。《脉诀》言缓度三关，状如烂绵者，非也。沉有缓数及各部之沉，烂绵乃弱脉，非沉也。）

【注释】

①如绵裹砂，内刚外柔：沉脉的脉象在触及时表面柔和如绵帛，内

里却刚劲如砂石。"内外"是指脉管的中心、边缘而言。

【白话解】沉脉是用较大的力量按到筋骨，才可感觉到明显的脉搏跳动。就好像绵絮裹着砂石一样，触之有外软而内硬的感觉，又像石子投于水中，须摸至其底始可触知其形。

【按语】古代医家对沉脉的认识基本是一致。即沉脉重按至筋骨乃得，如水投石，必极其底。也就是说，沉脉的脉象特征是脉动部位深在，诊脉时需要用较重的指力（沉取）切脉才能触到脉搏的跳动。

[体状诗]

> 水行润下脉来沉，筋骨之间耎①滑匀。
>
> 女子寸兮男子尺②，四时如此号为平。

【注释】

①耎（ruǎn）：同"软"。

②女子寸兮男子尺：女子寸部脉、男子尺部脉多沉，属正常脉象。兮（xī），文言助词，相当于现代的"啊"或"呀"。

【白话解】沉脉的性质就像水一样善于下行。沉脉深藏在筋骨之间，其势软而滑利均匀，女子寸部脉或男子尺部脉四时若见沉脉，可称为平脉（正常脉）。

【按语】男子以气为本，气属阳易升浮，应于脉则不足于尺而沉。女子以血为本，血属阴易沉下，应于脉则不足于寸而沉。

[相类诗]

> 沉帮①筋骨自调匀，伏则推筋着骨寻②。
>
> 沉细如绵真弱脉③，弦长实大是牢形。

（沉行筋间，伏行骨上，牢大有力，弱细无力。）

【注释】

①帮：物体周边的部分。引申为贴近、靠近之意。

②伏则推筋着骨寻：伏脉较沉脉更沉，必须重按推筋著骨方能触到脉搏。

③沉细如绵真弱脉：弱脉的脉象沉细软弱如棉，有别于沉脉。

【白话解】 沉脉紧贴着筋骨搏动，脉律调和均匀。伏脉则须推筋着骨方可触到脉搏跳动。沉细软如绵的脉乃是弱脉。沉而弦长实大的是牢脉的脉象。

【按语】 沉、伏、弱、牢四脉虽皆沉而相类，其脉形各异，临床实践中应仔细鉴别。

[**主病诗**]

> 沉潜水畜①阴经病②，数热迟寒滑有痰。
>
> 无力而沉虚与气，沉而有气积③并寒。
>
> 寸沉痰郁水停胸，关主中寒痛不通。
>
> 尺部浊遗④并泄痢，肾虚腰及下元痌⑤。

（沉脉主里，有力里实，无力里虚。沉则为气，又主水畜，沉迟痼冷，沉数内热，沉滑痰食，沉涩气郁，沉弱寒热，沉缓寒湿，沉紧冷痛。）

【注释】

①畜（xù）：畜，通"蓄"，积聚之意。

②阴经病：水饮为有形之邪，属阴，故曰阴经病。

③积：病证名，指气滞、血瘀、痰食结聚于体内而成的固定不移的有形包块。积证多为实证，故脉象多见沉实有力。

④浊遗：浊，淋证之一，指肾气不固、湿浊下注所致的小便浑浊之证，亦称"淋浊"。遗，指肾气不固、相火炽盛引起的遗精、遗尿。

⑤下元痌（tòng）：痌，同"痛"，疼痛。下元，下焦，包括肾。尺脉可反映肾之病变，腰膝、下腹疼痛可触及尺部沉脉。

【白话解】沉脉潜行于深部，多主水饮停蓄及三阴经病。沉兼数脉为里热，沉兼迟脉为里寒，沉兼滑脉为有痰，沉而无力为里虚或气陷，沉而有力为积滞或实寒。寸部候上焦（心胸），寸脉沉，多为痰邪郁闭或水饮停蓄积于胸膈。关部候中焦（脾胃），关脉沉者，多为寒凝中焦，气滞而痛。尺部候下焦（肾），尺脉沉者，常见于淋浊、遗溺、遗精、泄痢或肾虚腰痛、小腹作痛等下焦病证。

【按语】虽然沉脉主里证，但亦可见于表证和正常人。明代张介宾《景岳全书·正脉十六部》曰："其有寒邪外感，阳为阴蔽，脉见沉紧而数，及有头疼身热等证者，正属表邪，不得以沉为里也。"指出某些表寒证，因寒邪束表，阳气被遏于里时，亦可出现沉紧而数之脉。某些正常人肌肉丰满，皮下脂肪组织较厚，脉搏跳动部位较深，其脉亦沉，而兼有从容和缓之象，此非病脉，乃是平脉。

迟（阴）

迟脉，一息三至①，去来极慢（《脉经》）。

（迟为阳不胜阴②，故脉来不及。《脉诀》言：重手③乃得，是有沉无浮。一息三至，甚为易见。而曰隐隐，曰状且难④，是涩脉矣，其谬可知。）

【注释】

①一息三至：传统脉诊方法中要求用医生自己的呼吸来计算病人脉搏次数，称为"平息"。其中，一呼一吸即为一息，脉搏动一次为一至。常人在平静状态下每次呼吸脉动四次，间或五次。在一息内，脉的搏动仅有

三至，来去皆缓慢，应为迟脉。

②阳不胜阴：即《素问·调经论》云："阳虚则外寒"，指人体阳气虚损而不能制阴，造成阴盛。

③重手：重指力切脉。

④难：艰难。指下感觉脉来涩滞，不顺畅。

【白话解】迟脉为每次呼吸脉动三次，往来脉动非常缓慢。

【按语】迟脉为速率不及的脉象。常人之脉一息脉动四次偶或五次，而迟脉一息仅三至。

[体状诗]

迟来一息至惟①三，阳不胜阴气血寒。

但把浮沉分表里②，消阴须益火之原③。

【注释】

①惟：副词。仅，只。

②表里：指病位而言。诊察迟脉时以脉位浮、沉区分病位在表、在里。

③益火之原：益火，即补阳。指对于阳虚不能制阴，而造成阴寒之气相对偏盛的病证，宜采用扶阳益火之法。《内经》言"阴病治阳"。

【白话解】迟脉一息脉动仅三次，常见于阳虚阴盛、气血虚寒等证候。需结合脉位的浮沉深浅来辨别病位的表里，应以温热药补益阳气的方法来治疗阴偏胜之寒证。

【按语】迟脉主寒证，包括阳虚和阴盛。治疗皆可"寒者热之"。一些运动员或经常进行体育锻炼的人也可见迟脉，属正常的表现。

[相类诗]

脉来三至号为迟，小駃①于迟作缓持。

迟细而难知是涩②，浮而迟大③以虚推。

（三至为迟，有力为缓，无力为涩，有止为弦，迟甚为败④，浮大而㿠为虚。黎氏曰：迟小而实，缓大而慢。迟为阴盛阳衰，缓为卫盛营弱⑤，宜别之。)

【注释】

①㿠（kuài）：通"快"，迅急。指缓脉的脉象较迟脉稍快。

②涩：脉来艰涩不畅。

③浮而迟大：脉来迟缓浮大。

④败：败脉，一息二至，属危候。

⑤卫盛营弱：即"卫强营弱"。指表证自汗的一种病理情况。因阳气郁于肌表，内迫营阴而汗出。

【白话解】脉来一息三至的为迟脉；比迟脉稍快的为缓脉（一息四至）；迟而且脉形细小并脉来艰涩不畅的为涩脉；脉迟而浮大无力的为虚脉。

【按语】迟、缓、涩、虚四脉皆为脉率较慢的脉象，属迟脉类。缓脉稍快于迟，一息四至；涩脉脉形细小，指下涩滞；虚脉浮大而软兼见迟象。此四脉同中有异，需结合临证辨识。

[主病诗]

迟司①脏病或多痰，沉痼②癥瘕③仔细看。

有力而迟为冷痛④，迟而无力定虚寒⑤。

寸迟⑥必是上焦寒，关主中寒痛不堪⑦。

尺是肾虚腰脚重⑧，溲便不禁疝牵丸⑨。

（迟脉主脏，有力冷痛，无力虚寒。浮迟表寒，沉迟里寒。）

【注释】

①司：职掌，主管。

②痼（gù）：指积久难治的病。《玉篇》言"痼，久病也。"

③癥瘕：病名，指腹内包块。推之不移，痛有定处的为癥，病属血

分；推之可移，痛无定处，时聚时散的为瘕，病属气分。

④冷痛：痛处有冷、凉的感觉或喜温热。此处指实寒之类的证候。

⑤虚寒：阳虚阴盛之寒。

⑥寸迟：三部中寸部主上焦病变，迟脉主寒。

⑦痛不堪：疼痛剧烈。

⑧腰脚重：腰膝酸软、两足沉重。

⑨疝牵丸：疝，病名，疝气。指疝气牵引睾丸疼痛的症状。

【白话解】迟主脏病或主多痰，也可见于积久痼疾或癥瘕，迟而有力多为实寒冷痛，迟而无力多为阳虚生寒。寸部脉迟多为上焦寒证，关部脉迟多见于中焦较重的寒痛，两尺部脉迟多主肾阳虚，可见腰腿酸软沉重，或二便失禁，或疝气牵引睾丸而痛。

【按语】迟脉为至数较慢之脉，多属寒证。迟脉所主的寒证有两类，一是寒邪直犯脏腑所致的里寒证。由于寒邪伤阳，阳气被伤，鼓动血行乏力，伤阳轻者脉迟而有力，伤阳重者，迟而无力。但二者皆为寒邪伤阳所致的虚实夹杂证。二是虚寒证。由于机体阳气亏虚，无力鼓动血行，故脉迟而无力。

结合寸、关、尺三部分候脏腑的不同，上焦心肺寒证见于寸脉迟，中焦脾胃寒证见于关脉迟，下焦肝肾寒证见于两尺脉迟。积久痼疾或癥瘕易阻滞气血，致经脉不畅，故可见迟脉。迟脉也可见于邪热结聚之里实热证。

数（阳）

数①脉，一息六至（《脉经》）。脉流薄疾②（《素问》）。

（数为阴不胜阳③，故脉来太过④。浮沉迟数，脉之纲领。《素问》《脉经》皆为正脉⑤。《脉诀》立七表八里⑥，而遗数脉，止歌于心脏，其妄甚矣。）

【注释】

①数（shuò）：速率快。

②脉流薄疾：脉动急促，轻快。因数脉主热，热迫血行，气血运行加速，故脉跳急快。

③阴不胜阳：有两层含义。一是阳的绝对亢盛，即"阳胜则热"；一是阴虚不能制阳，即"阴虚则热"。两者都可见数脉。

④太过：脉的速率超过常脉。

⑤正脉：常见脉。《素问》《脉经》皆认为浮、沉、迟、数为脉之纲领，常与其他脉象相兼出现，为常见脉。

⑥七表八里：七表，指属阳的脉，包括浮、弦、芤、紧、滑、洪、实。八里，指属阴的脉，包括微、迟、沉、伏、缓、濡、涩、弱。

【白话解】 数脉，一次呼吸脉动 6 次，应于指下有轻快之感。

【按语】 数脉是因其脉率快而命名的。一息脉动 6 次，每分钟脉搏跳动达 90 次以上。速率急促为其主要特征。

［体状诗］

> 数脉息间①常六至，阴微阳盛②必狂烦。
>
> 浮沉表里分虚实，惟有儿童作吉看③。

【注释】

①息间：一次呼吸之间。

②阴微阳盛：数脉主阴液不足或阳热亢盛的热证。

③吉看：无病的表现。儿童脉率较快，一息六至当视为正常之脉。

【白话解】 数脉一次呼吸脉动 6 次，多见于阴液不足，阳气亢盛之火热之证。其表现大都有精神烦躁，甚则狂言谵语。数脉有兼浮、沉、有力、无力之别。若脉浮数则为表热，沉数则为里热，数而无力则为虚热，数而有力则为实热。只有儿童脉率一息六至当视为正常的脉象。

【按语】 数脉速率较快、一次呼吸脉动可达六次。数脉多因人体阴液不足，阳气偏亢或邪热亢盛。热邪所迫，血行加快，故脉搏动次数增加而呈数脉。由于火热易扰心神，轻则不安而烦躁，重则心神逆乱而谵语，此为数脉常有的证候。热证有表里虚实之异，故数脉可与浮、沉，有力、无力之脉相兼出现。小儿为"纯阳之体"，脏腑清灵，生机旺盛，气机流畅，血行流利，故脉率较快，不得作病脉论。

[相类诗]

数比平人多一至，紧①来如数似弹绳②。

数而时止③名为促，数见关中动脉④形。

（数而弦急为紧，流利为滑，数而有止为促，数甚为极，数见关中为动。）

【注释】

①紧：指紧脉。

②弹绳：如绷急的绳索，左右弹指。

③时止：脉搏跳动中有不规则的停顿。

④动脉：多见于关部，具有短、滑、数特点的脉象称为动脉。

【白话解】数脉比正常人的脉象一息多一至。紧脉虽与数脉相似，但脉形如牵绳转索，左右弹指。数脉中有歇止的名为促脉。若脉数仅现于关部，且脉形短小的应为动脉。

【按语】数脉与紧脉、促脉、动脉，因其在脉率上均较快，故为相类脉。而紧脉脉道绷急弹指。促脉虽数而中有停歇。动脉脉体如豆，短小而急，皆与数脉有别。

[主病诗]

数脉为阳热可知，只将君相火①来医。

实宜凉泻②虚温补，肺病秋深却畏之。

寸数咽喉口舌疮，吐红③咳嗽肺生痈④。

当关⑤胃火并肝火，尺属⑥滋阴降火汤⑦。

（数脉主腑，有力实火，无力虚火。浮数表热，沉数里热，气口数实肺痈，数虚肺痿。）

【注释】

①君相火：君火，指心火，因心为"君主之官"。相火，与"君火"相对。一般认为，寄藏于下焦肝肾，有温养脏腑，主司生殖的功能。二火相互配合，共同温养脏腑，推动人体功能活动。

②凉泻：用偏寒凉具有清泻作用的药物

③吐红：此指咯血，由邪热犯肺所致。

④肺生疡：指肺痈，是肺脏生疮，形成脓疡的一种病证。以发热、咳嗽、胸痛、咯吐腥臭脓血痰为主证。多由邪热内壅，血败肉腐而致，属邪盛实热证。

⑤当关：此指关部见数脉。

⑥尺属：此指尺部见数脉。

⑦滋阴降火汤：宜选用滋阴降火一类的方药治疗。

【白话解】 数脉为属阳的脉象，多主热证。凡见到数脉多为君火（心火）、相火（肾火）亢盛。实热宜选用清热泻火法，虚火宜选用温补之法。肺痨病在深秋时节见到数脉，病多凶险。两寸脉数多主咽喉，口舌红肿溃烂生疮，或见吐血咳嗽、肺痈等证。两关脉数多为胃火或肝火炽盛。两尺脉数属真阴亏损，相火偏亢，此宜用滋阴降火之类的方药治疗。

【按语】 数脉一般多主热证。热证有外感内伤之别，外感热证脉当数，内伤病热者脉亦数，内伤热病中君（心）火、相（肾）火偏炽为患。其中脉来无力为虚火，脉来有力为实火。病实火者，宜用寒凉清泻。病虚火者，则法当温补收摄。

结合寸、关、尺三部来看。左寸脉数，心火炽盛，"舌为心之苗"，可见口舌溃烂生疮。右寸脉数为肺热偏盛，"喉为肺之门户"，可见咽喉肿痛，或咳嗽，或吐血，或见肺痈。右关脉数为胃火偏炽，可见牙疼、头疼、口臭等。左关脉数为肝火独炽，可见目赤肿痛，烦躁耳鸣，头疼眩晕等。两尺属肾，两尺脉数多见肾阴亏损，虚火亢盛，可出现热淋、遗精、白浊、耳鸣等，宜用滋阴降火法。

数脉也可见于寒证，临床需注意辨识。

滑（阳中阴）

滑脉，往来前却①，流利展转②，替替③然如珠之应指（《脉经》）。漉漉④如欲脱。

（滑为阴气⑤有余⑥，故脉来流利如水。脉者，血之府⑦也。血盛⑧则脉滑，故肾脉⑨宜之；气盛⑩则脉涩，故肺脉⑪宜之。《脉诀》云：按之即伏⑫，三关⑬如珠，不进不退，是不分浮滑、沉滑、尺寸之滑也，今正之。）

【注释】

①却：后退。此处指滑脉搏动时前后往来，应指皆圆滑流利。

②展转：不停地转动，反复旋转的感觉。

③替替：系叠音词，形容持续不断。

④漉漉（lù）：指水徐徐外渗。此处形容滑脉犹如不断外渗、颗颗滚落的水珠那样滑利。

⑤阴气：结合后文，此处当指血液。滑脉的形成是由于体内血液充盛，运行通畅的结果。

⑥有余：充盛。

⑦血之府：府，指大的经脉。人体之血液皆在脉管中循行，故名。

⑧血盛：血液充盛，与前句"阴气有余"相一致。

⑨肾脉：有两种解释，一是指十二经脉之一的足少阴肾经；二是指寸口脉的尺部脉。

⑩气盛：气充盛。

⑪肺脉：有两种解释，一是指十二经脉之一的手太阴肺经；二是指寸口脉的寸部脉。

⑫伏：隐藏、蛰伏之意。指重指力切脉则指下感觉不明显。

⑬三关：指寸口脉的寸、关、尺三部脉。

【白话解】滑脉的脉搏搏动，在往来之中有前后回旋的感觉，流利转动，脉动中象滚圆的珠子应于指下。又像不断渗出来的圆润欲脱的水珠一般。

【按语】滑脉体状是往来之间有回旋前进的感觉，像三颗豆粒在指下滚动，又像流水中不断出现的旋涡。"漉漉如欲脱"亦出自《脉经》，意在形容滑脉如珠的形状。《诊家枢要·脉阴阳类成》言滑脉"往来流利，如珠走盘，不进不退。"表述相近。

[体状相类诗]

滑脉如珠替替然，往来流利却还前①。

莫将滑数为同类，数脉惟看至数间。

（滑则如珠，数则六至。）

【注释】

①却还前：回转，回旋。

【白话解】滑脉像一颗颗滚动圆滑的珠子不断从指下溜过，往来十分流利又有回旋的感觉，不要将滑脉、数脉混作一类，数脉主要看至数的不同。

【按语】这里指出了滑脉与数脉主要鉴别点，滑脉应指滑利，像珠子滚动一般，至数与常人相同，一息四、五至。而数脉则是至数较快，一息六至。

[主病诗]

　　　　滑脉为阳元气①衰，痰生百病食生灾。

　　　　上为吐逆下畜血②，女脉调时定有胎。

　　　　寸滑膈痰③生呕吐，吞酸④舌强⑤或咳嗽。

　　　　当关⑥宿食肝脾热，渴⑦痢癩⑧淋看尺部。

　　（滑主痰饮，浮滑风痰，沉滑食痰，滑数痰火，滑短宿食。《脉诀》言：关滑胃寒，尺滑脐似水。与《脉经》言：关滑胃热，尺滑血畜，妇人经病之旨相反，其谬如此。）

【注释】

①元气：又称"原气"，乃先天之精所化生，后天摄入之精所养。

②畜血：畜，通"蓄"。即蓄血，病证名。

③膈痰：痰饮停聚胸膈。

④吞酸：病证名，胃中酸水上泛，随即咽下者。常与胃痛并见，亦可单独出现。

⑤舌强（jiàng）：舌体僵硬，不灵活，言语謇涩不利。

⑥当关：关部出现滑脉。

⑦渴：此处指消渴。

⑧癩（tuí）：癩疝，病名，属"疝气"，睾丸肿大坚硬，重坠胀痛或麻木，不知痛痒。

【白话解】滑脉为阳中阴脉，可见于元气虚衰，凡因痰引起的很多疾病或饮食积滞均可见滑脉。在上焦多为胃气上逆而易见呕吐，在下焦则多为蓄血病。妇女若没有什么疾病而突然停经是怀孕的表现。寸部脉滑，主痰饮邪停在胸膈、心、肺，而易导致呕吐、吞酸，舌体僵硬或咳嗽等症状。两关部脉滑，或为肝经郁热，或为宿食停滞、脾胃蕴热。消渴、痢疾，癩疝，淋浊等病在下焦者，两尺部脉可触及滑脉。

45

【按语】关于滑脉的临床意义，《脉经·平杂病脉第二》言：滑"为实为下。"《活人书·问七表》言："寸口滑为阳盛，关上滑为呕逆，尺中滑小便赤，妇人经脉不利。然而尺脉滑者，亦本形也。趺阳脉滑者胃气实。"《诊家枢要·脉阴阳类成》言：滑脉"为血实气壅之候，盖血不胜于气也。为呕吐，为痰逆，为宿食，为经闭。"《景岳全书·正脉十六部》言：滑脉"为气实血壅之候。为痰逆，为食滞，为呕吐，为满闷。滑大滑数为内热，……妇人脉滑数而经断者为有孕，若平人脉滑而和缓，此自营卫充实之佳兆。"《中医诊断学》新世纪教材综合归纳滑脉的临床意义为"多见于痰湿、食积和实热等病证。亦是青壮年的常脉，妇女的孕脉。"痰湿、食积为阴邪，《素问·脉要精微论》言："滑者，阴气有余也。"阴邪内盛，正邪抗搏，气血涌动，故脉滑有力。热邪内盛，热盛血涌，血行加速，则脉滑而兼数。《素问·玉机真脏论》言："脉弱以滑，是有胃气。"平人荣卫充实，脉滑而从容和缓。妇女妊娠，气血充盛养胎，所以脉滑而冲和兼数。一般而论，滑主痰湿，此泛指一切痰湿水饮之病。如浮滑多风痰，乃指风邪袭肺，肺布津失常而生之痰。沉滑多见于食积伤脾。滑数多见于痰热、湿热等。

涩（阴）

涩脉，细而迟，往来难[①]，短[②]且散，或一止复来[③]（《脉经》）。参伍[④]不调（《素问》）。如轻刀刮竹（《脉诀》），如雨沾沙，（《通真子[⑤]》），如病蚕食叶。

（涩为阳气有余，气盛则血少，故脉来蹇滞，而肺宜之。《脉诀》言：指下寻之似有，举之全无。与《脉经》所云，绝

46

不相干。)

【注释】

①往来难：指搏动往来艰难涩滞，不流畅。

②短：指脉位短，不及三部。

③一止复来：时有一止，止而复来。指脉律不齐。与下面的"参伍不调"意同。

④参伍：读作"三五"。交错之意。

⑤通真子：宋代医家刘元宾之号。

【白话解】涩脉形细而脉率较慢，往来艰涩而不流利，且有浮散而脉位较短的特点，有时会有停歇，其脉律三、五不匀。就像用刀轻轻地刮在竹子上，或像沾满雨水的松散沙团一样，又像病蚕吃桑叶一样缓慢而艰难。

【按语】"涩，不滑也。"（《说文》）。涩脉其形细，脉形短，脉率缓，势无力，往来艰涩而不利，为细、迟、短、软而不流利之复合脉。《中医诊断学》（新世纪）教材归纳涩脉的体象为"形细而行迟，往来艰涩不畅，脉势不匀。"比喻如"轻刀刮竹"，可理解为不流利脉。教材从脉形，脉率，脉律，脉力四个方面对涩脉的体象作以描述，非常具体，便于掌握。但涩脉非但脉律脉力不匀。其"参伍不调"、"易散一止"亦有歇止的情况。

[体状诗]

> 细迟短涩往来难，散止依稀①应指间。
>
> 如雨沾沙容易散，病蚕食叶慢而艰。

【注释】

①依稀：仿佛，好像。

【白话解】涩脉为细、迟、短、涩、往来艰难之脉，应于指下浮散无力，好像有停顿歇止，又像沾满雨水的沙子，触之即散，或像病蚕食叶一样缓慢而艰难。

【按语】 涩脉的体象可以概括为"形细而迟，往来艰涩不畅，脉律与脉力不匀，或时有歇止，如轻刀刮竹"。

[相类诗]

　　　　参伍不调名曰涩，轻刀刮竹短而难。

　　　　微似秒芒①微奱甚，浮沉不别有无间。

（细迟短散，时一止曰涩。极细而奱，重按若绝曰微。浮而柔细曰濡，沉而柔细曰弱。）

【注释】

①秒芒：即禾芒。此处形容极细软。

【白话解】 三五不调，脉律不均匀之脉称为涩脉，如轻刀刮竹一般脉形短而往来艰涩。微脉如禾芒一样细软，浮取，沉取皆是似有若无，脉象较难分辨。

【按语】 微脉应指极细极软，犹如禾芒，举按皆似有若无，二者不难区分。涩脉细、迟、短、散，应注意与细脉、微脉、濡脉、弱脉相鉴别。细脉仅脉形细；微脉形极细，力极软，按时模糊不清；濡脉脉位浮而细软，浮取应指明显；弱脉沉而细软，只有沉取时才有脉形，但又细而无力。微，濡，弱脉都不具有涩脉之迟、短，脉律不均匀的表现，故临床不难区别的。

[主病诗]

　　　　涩缘①血少或伤精，反胃②亡阳③汗雨淋。

　　　　寒湿入营为血痹④，女人非孕即无经⑤。

　　　　寸涩心虚痛对胸，胃虚胁胀察关中。

　　　　尺为精血俱伤候，肠结⑥溲淋⑦或下红⑧。

（涩主血少精伤之病，女人有孕为胎病，无孕为败血。

杜光庭云：涩脉独见尺中，形散同代，为死脉。）

【注释】

①缘：缘故，原因。

②反胃：病名，由脾胃阳虚不能腐熟水谷，胃气上逆而致。食后脘腹胀满，朝食暮吐，暮食朝吐，吐出不消化食物的病证。

③亡阳：指阳气大量亡失而衰竭的危重证候。

④血痹：病名，多由气血内虚，劳倦汗出，或当风睡卧，邪气乘虚而入，导致气血闭阻不通而见身体麻木，游走性的痹痛。

⑤无经：闭经。

⑥肠结：大便秘结。

⑦溲淋：小便淋沥。

⑧下红：便血。也指女子崩漏。

【白话解】 涩脉本是因为营血亏少或精伤所致，反胃呕吐、大汗亡阳或寒湿伤于营血而致的血痹均可见涩脉；女子若见涩脉，不是不孕便是闭经。寸部脉涩为心血虚及胸痹而痛；关部脉涩为脾胃虚弱或肝郁胁胀；尺部脉涩为精血亏损，或为大便秘结，或为小便淋漓，也可见于崩漏病证。

【按语】《脉经·平杂病脉第二》言："涩则少血。"《诊家枢要·脉阴阳类成》言：涩"为气多血少之候。为少血，为亡汗，为血痹痛，为伤精。女人有孕为胎痛，无孕为败血病。"《丹溪心法·涩弦脉》言：涩脉"或因多怒，或因忧郁，或因厚味，或因补剂燥剂，或因表里无汗，气腾血沸，清化为浊，老痰凝血，胶固杂揉，脉道涩滞，亦见涩状。"《诊家正眼·诊脉法象论》言："涩为血滞，亦主精伤。"《中医诊断学》新世纪教材归纳涩脉的临床意义为"多见于气滞、血瘀、痰食内停和精伤、血少"。气滞血瘀，痰食胶固，阻滞气机，脉道痹阻，故脉动艰涩而细迟有力；伤精血少，脉道失荣，而

49

涩滞不畅，故脉动艰涩，形细而行迟无力。总之，可概括为两字：滞、少。滞为气血痰食之阻滞；少为精血之亏少。

虚（阴）

虚脉，迟大①而耎，按②之无力，隐指③豁豁然④空（《脉经》）。（崔紫虚⑤云：形大力薄⑥，其虚可知。《脉诀》言：寻之不足⑦，举之有余⑧。止⑨言浮脉⑩，不见虚状。杨仁斋⑪言：状似柳絮，散漫而迟。滑氏⑫言：散大而耎，皆是散脉⑬，非虚⑭也。）

【注释】

①大：宽大。指脉形宽大。

②按：切脉时用重指力为按。

③隐指：指虚脉隐隐伏于指下。亦可指沉取。

④豁豁然：空虚貌。

⑤崔紫虚：即崔嘉彦。

⑥薄（bó）：与"厚"相对，引申为微小、轻微、弱小。

⑦不足：此处形容脉搏无力。

⑧有余：形容脉搏有力，超出正常。

⑨止：副词，只是。

⑩浮脉：脉象之一。

⑪杨仁斋：宋代医家杨士瀛。著有《仁斋直指方》。

⑫滑氏：元代医家滑寿。著有《十四经发挥》。

⑬散脉：脉象之一。

⑭虚：虚脉，脉象之一。

【白话解】虚脉，脉率慢、脉形宽而软，按之无力，重指力取脉指下有空虚的感觉。

【按语】虚脉脉形宽大而软弱，浮、中、取沉取皆无力。《脉诀汇辨》说："虚之为义，中空不足之象，专以软而无力

得名者也"。

[体状相类诗]

举之迟大按之松①，脉状无涯类谷空②。

莫把芤③虚为一例，芤来浮大似慈葱④。

（虚脉浮大而迟，按之无力。芤脉浮大，按之中空，芤为脱血⑤。虚为血虚⑥。浮散二脉见浮脉。）

【注释】

①松：无力。

②类谷空：谷，山谷。指虚脉的脉象指下豁然空虚，像无边无际空旷的山谷一样。

③芤：葱的别名，旁实中空。此处指芤脉，脉象之一。

④慈葱：葱的一种，老而坚硬。

⑤脱血：即失血。

⑥血虚：血虚证，是由血液亏虚，致脏腑百脉失养，全身虚弱的一种证候。

【白话解】 虚脉用轻指力浮取感觉脉率慢而宽大，按之松软无力，脉的体状大而空，如无边无际的山谷一般。注意不要把芤脉、虚脉相混淆。芤脉应指浮大，按之如捻葱叶，中空无力。

【按语】 关于虚脉的体象，《脉经·脉形状指下秘诀第一》曰："虚脉，迟大而软，按之不足，隐指豁豁然空。"《诊家枢要·脉阴阳类成》曰：虚脉"散大而软，举按豁然，不能自固。"《诊家正眼·诊脉法象论》曰："虚合四形，浮大迟软，及乎寻按，几不可见。"《中医诊断学》新世纪教材归纳为"三部脉举之无力，按之空豁，应指松软，是一切无力脉的总称。"虚脉作为《脉经》24种脉象之一，虚脉的体象应当从古人所论为宜，即虚脉浮大迟软，按之松软空豁。虚脉速率是否迟慢，近代医家多持否定意见。

[主病诗]

脉虚身热为伤暑[①]，自汗[②]怔忡[③]惊悸多。

发热阴虚须早治，养营益气莫蹉跎[④]。

血不荣心寸口虚，关中腹胀食难舒[⑤]。

骨蒸[⑥]痿痹[⑦]伤精血，却在神门[⑧]两部居。

（《经》曰：血虚脉虚；曰：气来虚微为不及，病在内。曰：久病脉虚者死。）

【注释】

①伤暑：病名，又称"感暑"，指夏季伤于暑邪，出现多汗身热、心烦口渴、气粗、四肢疲乏、小便赤涩等"阳暑"证候。由于暑性炎热，易伤津耗气，气阴两伤，故可见虚脉。

②自汗：指白天不因劳动、厚衣或发热而汗自出的一种症状。多因肺气虚弱，卫阳不固所致。

③怔忡：是心跳剧烈的一种症状，为心悸较重的表现。

④蹉跎：时间白白地过去，虚度光阴。"欲自修而年已蹉跎。"（《晋书·周处传》）此处指治疗莫失时机。

⑤食难舒：舒，舒服，舒展。此指饮食物运化不畅，积于肠胃的脘腹胀满，纳食难化。

⑥骨蒸：形容阴虚潮热的热气自里透发而出，犹自骨髓透发，故名。

⑦痿痹：病名。指肢体痿软无力，甚或痿废不用。此类皆属虚证，故可见虚脉。

⑧神门：尺部脉的别称，而非手少阴心经的"神门穴"。《脉经》言："神门决断两在关后"。

【白话解】脉虚而身热在夏季多为伤暑，自汗、怔仲、惊悸及阴虚发热者也多见虚脉，对此均应及早治疗，用以益气养血之法，不可犹豫以贻误病机。血虚不能营养于心，寸部脉必虚。关部脉虚大多为脾胃虚弱，腹胀不适，纳食难消。骨蒸潮热、肢体痿废不用多系精血损伤，两尺脉定呈虚象。

【按语】《诊家枢要·脉阴阳类成》言：虚脉为"气血俱虚之诊，为暑，为虚烦多汗，为恍惚多惊，为小儿惊风。"《诊家正眼·诊脉法象论》曰："虚主血虚，又主伤暑。"《中医诊断学》新世纪教材归纳虚脉的临床意义是"见于虚证，多为气血两虚。"以气血两虚立论，气不足无力推动血行，故脉来无力，血不足不能充盈脉管，则按之空虚。本文中论述虚脉主伤暑。暑为热邪，伤暑脉必洪数。然暑邪易耗气伤津，津气耗伤之后，方见虚脉。津耗伤，脉道不充，则按之松软空豁。津亏气浮于外，故脉来浮大，又因气亦被耗伤而无力鼓动于脉，故脉迟软无力。暑伤津气，亦为虚证。故《中医诊断学》教材言虚脉见于虚证，切中要点。

实（阳）

实①脉，浮沉皆得②，脉大而长，微弦③，应指幅幅然④（《脉经》）。

（幅幅，坚实貌。《脉诀》言：如绳应指来，乃紧脉⑤，非实脉也。）

【注释】

①实："富也"（《说文》），"充也"（《增韵》），指内部完全填满，没有空隙之意。此处指脉鼓动有力，按之有实满之感。

②皆得：皆能摸到，应指有力。

③弦：弦脉之象。

④幅幅（bī）然：坚实之感。

⑤紧脉：脉象之一。脉来绷急，状如牵绳转索。

【白话解】实脉，浮取、沉取都可以触到脉搏的形象。其脉大而长稍带弦象，应指坚实有力。

【按语】实脉脉力较强。多因血气有余，脉道充盈。紧脉虽势强有力，但左右弹指，如按绳索。

[体状诗]

浮沉皆得大而长，应指无虚愊愊强①。

热蕴②三焦成壮火③，通肠④发汗始安康。

【注释】

①强：指脉象有力。

②蕴（yùn）：聚结。

③壮火：壮火与少火相对而言，《素问·阴阳应象大论》言："壮火之气衰。"是一种亢奋的病理之火，能损耗正气。

④通肠：即"通腑"。对于里实热证则可通大便以泻去实热。

【白话解】实脉脉形宽大而体长，浮取沉取皆可触及，应指坚实有力而强。实脉主邪热蕴结三焦的实火，用通导大便，消除积滞，荡涤实热或发汗之法即可使之恢复健康。

【按语】关于实脉，《脉经·脉形状指下秘诀第一》曰："大而长微强，按之隐指愊愊然，一曰沉浮皆得。"《诊家枢要·脉阴阳类成》曰：实脉"按举不绝，愊愊而长，动而有力，不疾不迟。"《景岳全书·正脉十六部》曰："实脉，邪气实也。举按皆强，鼓动有力。"《诊家正眼·诊脉法象论》曰："实脉有力，长大而坚，应指愊愊，三候皆然。"《中医诊断学》新世纪教材归纳为"三部脉充实有力，其势来去皆盛，应指愊愊。亦为有力脉象的总称。"愊愊，坚实之状。历代医家多以应指愊愊，形容实脉搏指坚实有力。教材又提出实脉"其势来盛去亦盛。"来盛，即搏指盛大有力，指下可以触知。去亦盛，难以体察。

若邪热充斥上、中、下三焦成为实热之证，邪在上焦宜清宜宣，邪在中下焦宜降泻，故可取发汗泻下并用之表里双解法，如凉膈散、防风通圣散，皆为通腑发汗、分消火邪的代表方。

[相类诗]

> 实脉浮沉有力强，紧如弹索①转无常。
> 须知牢脉②帮③筋骨，实大微弦更带长。

（浮沉有力为实，弦急弹指为紧，沉而实大，微弦而长为牢。）

【注释】

①弹索：弹，弹动。索，绳索。

②牢脉：脉象之一。脉象沉、实、大、弦、长。

③帮：泛指物体两侧或周围的部分。如：船帮、床帮。引申为靠近。

【白话解】实脉为浮取、沉取皆有力而坚实脉象，紧脉如牵绳转索而左右弹指。而牢脉虽有力但脉位沉、脉形大且略兼弦长之象。

【按语】实、紧、牢同属有力的脉象。实脉应指坚实，浮沉皆然；紧脉左右弹指，如转绳索；牢脉见于沉取，浮、中取则不可见，应注意鉴别。

[主病诗]

> 实脉为阳火郁①成，发狂②谵语③吐频频。
> 或为阳毒④或伤食，大便不通或气疼⑤。
> 寸实应知面热风，咽疼舌强气填胸。
> 当关脾热⑥中宫⑦满，尺实腰肠痛不通。

（《经》曰：血实脉实。曰：脉实者，水谷为病。曰：

气来实强是谓太过。《脉诀》言，尺实小便不禁，与《脉经》尺实小腹痛、小便难之说相反。洁古[8]不知其谬，《诀》为虚寒，药用姜附，愈误矣。)

【注释】

①郁：郁结。

②狂：狂证，指精神错乱的疾病。表现为兴奋状态，喧扰不宁，衣被不敛、打人骂人，歌笑不休，甚则登高上屋，属实热证。

③谵语：患者神识不清、语无伦次、声高有力的症状。多属实热证。

④阳毒：痈疽、发背、脑疽、热毒、疔疮等红肿疼痛，阳热亢盛者。

⑤气疼：因气滞不通而引起的身体疼痛。

⑥脾热：指脾受热邪或过食燥热食物所引起的热证。主要症状有唇红、咽干、心烦、腹胀满或疼痛、大便秘结、小便短黄等。

⑦中宫：指中焦，此指脾胃。

⑧洁古：为金元四大医家之一张元素，号洁古。著有《医学启源》《珍珠囊》等。

【白话解】 实脉多由阳热火邪郁闭而成，可见于发狂、谵语及胃热呕吐，亦见于痈疽、疔疮或饮食积滞，实脉也见于大便不通及气滞不通而引起的身体疼痛。寸部脉实多为头面风热证，可见于咽喉疼痛、舌强不能语、气机郁滞于胸中；关部脉实多为中焦脾胃蕴热、脘腹胀满；尺部脉实多为邪滞腰痛或肠腑不通。

【按语】 实脉的临床意义，《诊家枢要·脉阴阳类成》言：实脉为"三焦气满之候，为呕，为痛，为气塞，为食积，为气聚，为利，为伏阳在内。"《景岳全书·正脉十六部》曰：实脉为"三焦壅滞之候。"《诊家正眼·诊脉法象论》曰："血实脉实，火热壅结。"《中医诊断学》（新世纪）教材归纳为

"见于实证。亦见于正常人"。因邪气盛而正气不虚，正邪相搏，气血壅盛，脉道坚满，故脉长大应指有力。这一归纳为当前中医界所公认。正常人可见到脉象有力，必兼有从容和缓之象。若两手六脉均实大，称为"六阳脉"，是气血旺盛的表现。

长（阳）

长脉，不大不小①，迢迢②自若（朱氏）。如揭③长竿末梢，为平④；如引绳⑤，如循长竿，为病（《素问》）。

（长有三部之长，一部之长，在时为春，在人为肝；心脉长，神强气壮；肾脉长，蒂固根深。《经》曰：长则气治⑥，皆言平脉也。）

【注释】

①不大不小：指脉形宽度适中。

②迢迢（tiáo tiáo）：本义遥远，此处指脉形较长。

③揭：高举。

④平：正常。

⑤引绳：拉紧的绳子。

⑥治：调和、安定。

【白话解】 长脉，脉形大小适中，脉体较长而自然，指下象捏着长长的竹竿的尖端那样，不仅脉形长、有弹性而且柔和。这样的长脉为健康无病的表现；如果其脉形如拉紧的长绳或像触摸长竿中间那样长而且又硬又直，便是疾病的脉象了。

【按语】 长脉的体状有两种。一种见于常人，特点是脉形适中，态势自然，体长，指下柔和有力；一种见于病人，特点是体长，直上直下，指下硬直，为邪气有余所致。

过于本位①脉名长，弦则非然但满张②。

弦脉与长③争较远，良工④尺度自能量。

（实、牢、弦、紧皆兼长脉。）

【注释】

①本位：指寸、关、尺部位。

②满张：张满拉紧的弓弦。

③长：指长脉。

④良工：即良医。指医术高明的医生。《灵枢·五色》："审察夭泽，谓之良工。"

【白话解】 脉动应指的范围脉超过了寸、关、尺三部的称长脉，而弦脉虽端直以长但并不超过三部，就像张满拉紧的弓弦。弦脉与长脉有明显的区别，医术高明的医生能够根据它们的特点来衡量区别。

【按语】 长脉与弦脉需注意鉴别。长脉与弦脉的脉形皆长，但长脉以超出寸、关、尺三部为特点，指下有硬直感；弦脉稍长而且直上直下，形如弓弦，指下有绷紧感。临床中结合实践可加以区别。

实、牢、弦、紧四象种脉的共同点是脉体较长。但实脉特点为有力，浮、中、沉取皆有力；牢脉位深而脉沉；弦脉端直；紧脉绷急而左右弹指，由此可以鉴别。

［主病诗］

长脉迢迢大小匀，反常为病似牵绳。

若非阳毒癫痫①病，即是阳明②热势深。

（长主有余之病。）

【注释】

①癫痫：病名。发作时以突然昏倒，不省人事，全身痉挛，口吐白沫，四肢抽搐，移时自醒为典型表现的一种疾病。俗称"羊痫风""羊角风"。

②阳明：阳明经，六经之一。此处指六经辨证中的阳明病。

【白话解】长脉脉形长而且大小均匀、柔和，为正常的表现。若脉形象拉紧的绳索，不仅长而且硬，便是异常状况下的病脉。病理长脉的主病，不是阳毒、癫痫，就是阳明病热势深重。

【按语】长脉若见于病人，其脉形多长而硬，为有余的表现。故病理的长脉多见于阳证、热证、实证。痰火内蕴、气机上逆、肝阳上亢等病因病机皆可出现长脉。

长脉也可见于正常人，属平脉，其状体长而从容和缓；与病理长脉形长、硬直不同。正常人气血旺盛，精气充盛，脉气有余，故搏动超出本位，为强壮之人才能见到的脉象。在长脉为阳脉类，以体长过于常脉故属之，一般主阳证。特殊情况下，长脉也可见于虚寒。清代周学海的《脉简补义》言："又有形体通长，而其势急缓，应指无力，全无精神，此为肝脾并至，虚寒之败象也。"指出病位在肝、脾，病性属虚寒的证候也可见急缓无神的长脉。

短（阴）

短脉，不及本位①（《脉诀》）。应指而回②，不能满部③（《脉经》）。

（戴同父④云：短脉只见尺寸。若关中见短，上不通寸，下不通尺，是阴阳绝脉，必死矣。故关不诊短。黎居士云：长短未有定体，诸脉举按之，过于本位者为长，不及本位者为短。长脉属肝宜于春。短脉属肺宜于秋。但诊肝肺，长短自见。短脉两头无，中间有，不及本位，乃气不足以前导其血也。）

【注释】

①不及本位：本位，指脉动应指的范围。正常脉动应指长度盈满，充实于寸、关、尺三部。而短脉搏搏动范围短小，寸、尺两部皆不明显。

②应指而回：脉在指下搏动，刚刚触及就缩回去了。

③满部：充实于寸、关、尺部。

④戴同父：明代医家戴启宗。著有《脉诀刊误》。

【白话解】短脉，脉形短小，不能达到正常脉象搏动的范围。应指即回缩，不能充满于寸、关、尺各部。

【按语】《中医诊断学》（新世纪）教材言短脉："首尾俱短，常只显于关部，而在寸尺两部多不显。"

戴同父谓"若关中见短，上不通寸，下不通尺"，此说法欠妥。短脉并非两头断绝，若寸、尺部无脉，何来关部之脉？短脉只是两头脉位深沉，中间突浮浅应指，脉气仍然贯通。因此，《四诊抉微》引朱改之的说法"非阴阳绝脉比也，故关可诊短"。

[体状相类诗]

　　　　两头①缩缩名为短，涩短迟迟细且难。

　　　　短涩而浮秋喜见②，三春③为贼有邪干④。

（涩、微、动、结，皆兼短脉。）

【注释】

①两头：指脉的寸、尺两部。

②秋喜见：秋季多见为宜。秋季阳气初敛，故脉象多浮而略短涩。

与秋季时令相合之正常之象，故称"喜见"。

③三春：指春季。我国古时历法以农历纪年，习惯上将立春到立夏的三个月称为春季，即以正月、二月、三月合称"三春"，分别称作孟春、仲春、季春。在孟郊《游子吟》中："谁言寸草心，报得三春晖"，这里的"三春"也是概指春天。

④邪干：干，干预，此处指侵犯、侵袭。即外邪侵袭。

【白话解】指下脉搏的两端短缩不及寸、尺的脉为短脉。涩脉脉形短、细，脉率慢，而且运行艰难。短、涩而且脉位浮的脉象在秋季若见最为相宜，若见于春季则为邪气侵袭的表现。

【按语】短脉的脉象主要表现在脉搏搏动的范围短小，脉体不如平脉之长，不满本位，脉的两端有短缩之象。而涩脉虽体短，但细、迟、往来不流利，与短脉区别明显。秋季见短涩而浮的脉象，乃为气机平和之象，秋季合肺，故属肺之常脉。春季合肝，木气当令，故春季见短涩脉多为金克木，为邪气侵袭，故春季不宜见短涩脉。

涩、微、动、结四脉具有脉形短的共同点，但各有不同。如涩脉轻刀刮竹；微脉极细极软，似有似无；动脉体短如豆，滑而兼数；结脉迟而时有一止，四脉差别较大。

[主病诗]

短脉惟于尺寸寻①，短而滑数酒伤神②。

浮为血涩③沉为痞④，寸主头疼尺腹疼。

（《经》曰：短则气病，短主不及之病。）

【注释】

①尺寸寻：多从尺部、寸部来判别。因短脉主要表现为寸、尺部不显，诊短脉时，关键看寸、尺两部。

61

②酒伤神：酒毒损伤。过量饮酒，湿热内生，故脉来短促而见滑数。

③涩：涩滞不畅。

④痞：胸腹间胀闷不舒的一种自觉症状。

【白话解】诊短脉只可从寸部、尺部来判别，短滑而数的脉象多因饮酒过量伤神；脉位浮而短的脉象多为精血亏少，脉道失充。脉位沉而短的脉象多见与胸腹痞闷。寸脉短者多为头疼，尺部见短者多主腹部疼痛。

【按语】诊短脉关键看寸、尺两部。《脉诀·九道脉》言："指下寻之，不及本位，曰短。"《四言举要·脉诀》言："短则气病，不能满部，不见于关，唯尺寸候。"《诊家枢要·脉阴阳类成》言：短脉"两头无中间有，不及本位，气不足以前导其血也。"《诊家正眼·诊脉法象论》言："短脉涩小，首尾俱俯，中间突起不能满部。"古代医家对短脉的体象有两种认识，一是脉动只见于关部，而尺寸俱无。二是同样指力，关部脉动明显，而尺寸俱沉，用较大指力才能触及。《诊家正眼》所论，短脉首尾俱俯，中间突起，不能满部，比较切合临床和中医理论。关部在桡骨茎突上，由于桡骨茎突的隆起，用同样指力，指下感觉则关部脉搏动明显而尺、寸部脉搏动较关部不显。故言之尺寸俱俯，关部脉动明显更为妥当。

关于短脉的临床意义，《素问·脉要精微论》言："短则气病"，至于气病的情况，古代医家论述不一。《诊家枢要·脉阴阳类成》言："为三焦气壅，为宿食不消。"《濒湖脉学》言："短脉唯于尺寸寻，短而滑数酒伤神，浮为血涩沉为痞，寸主头痛尺腹痛。"《诊家正眼·诊脉法象论》言："短主不及，为气虚证。"《中医诊断学》（新世纪）教材综合古代医家论述，提出短而有力为气郁，短而无力为气虚。气郁则脉气不能伸展，故脉短而有力；气虚无力鼓动血行，则气血难于达四末，亦不能充盈脉道，使脉行短而无力。为当前中医界所认可。

洪（阳）

洪脉，指下极大（《脉经》）。来盛去衰①（《素问》）。来大去长（《通真子》）。

（洪脉在卦为离②，在时为夏，在人为心。《素问》谓之大，亦曰钩。滑氏曰：来盛去衰，如钩之曲，上而复下。应血脉来去之象，象万物敷布下垂之状。詹炎举③言，如环珠者，非。《脉诀》云：季夏宜之，秋季、冬季，发汗通肠，俱非洪脉所宜，盖谬也。）

【注释】

①来盛去衰：指洪脉搏起时急而有力，下落时缓慢无力。

②离：八卦之一。像火。

③詹炎举：生平不详。著有《太素脉诀》。

【白话解】洪脉指下感觉脉体极为宽大，如洪水来袭，来势汹涌，去势力衰。或者说脉来如波峰高大陡峻的波涛，脉去如落下的波涛，较来时势缓力弱。

【按语】洪脉的脉形宽阔盛大，来势具有脉位浮、脉形宽大、脉力强的特点，状若波峰高大的波涛，谓之来盛。去势则如波浪之退却时向前推进着的斜平长波，较来时显得势缓力弱，谓之去衰。

[体状诗]

脉来洪盛去还衰①，满指滔滔②应夏时。
若在春秋冬月分，升阳散火③莫狐疑④。

【注释】

①脉来洪盛去还衰：脉来时如洪水滔滔宽大有力，去时脉势渐衰。

②滔滔：形容大水奔流貌，此处指洪脉应指如洪水一般，脉形宽大，脉势极盛。

③升阳散火：中医治疗内伤发热的治法之一，通过升发阳气以散郁滞之火。

④狐疑：怀疑。《汉书·文帝记》："朕心狐疑。"唐朝颜师古注："狐之为兽，其性多疑，每渡冰河，且听且渡，故言疑者而称狐疑。"此处有疑虑、犹豫之意。

【白话解】 脉来洪大有力，去时衰减，脉形象滔滔洪水充满于指下。为夏季之平脉。若在春季、秋季、冬季出现洪脉，宜用升阳散火法治疗，不要迟疑。

【按语】 洪脉为阳脉，在时应夏，因夏季阳气充盛，肤表开泻，气血向外，故脉象洪大，故夏季平人宜见此脉。《脉经·脉形状指下秘诀第一》言洪脉"极大在指下。"《活人书·问七表》言："洪，极大在指下，举按满指。"《四言举要·脉诀》言："有力洪大，来盛去悠。"《诊家枢要·脉阴阳类成》言："洪，大而实也。举按有余，来至大而去且长，腾上满指。"春秋或冬季出现洪脉，多为阳气郁滞、火邪内盛之证，宜用升阳散火法。当然此法并不能通治一切火热证，还需结合病因病机分析。

[相类诗]

> 洪脉来时拍拍然，去衰来盛似波澜。
>
> 欲知实脉参差①处，举按弦长幅幅②坚。
>
> （洪而有力为实，实而无力为洪。）

①参差（cēn cī）：不齐。此处意指不同。

②愊愊：烦闷，郁结。此处有坚实之意。

【白话解】洪脉来时象洪水拍击的样子，去时力衰，来时盛满象大的波浪一样。要想知道洪脉与实脉不同之处，注意实脉浮取、沉取都弦长而硬坚的特点。

【按语】洪脉与实脉均为充实有力的脉象，但洪脉浮取盛大满指，重按稍减且来盛去衰。而实脉兼有弦长的体象，且无论举、按取之都有力，指下有坚实之感。

[主病诗]

脉洪阳盛①血应虚，相火炎炎热病居。

胀满胃翻②须早治，阴虚泄痢可踌躇③。

寸洪④心火上焦炎，肺脉洪则金不堪⑤。

肝火胃虚关内察，肾虚阴火尺中看。

（洪主阳盛阴虚之病，泄痢失血久嗽者忌之。《经》曰：形瘦脉大多气者死。曰：脉大则病进。）

【注释】

①阳盛：阳气亢盛。

②胃翻：即胃反。病名，朝食暮吐或暮食朝吐。见《肘后备急方》卷四、《金匮要略·呕吐哕下利病脉证治》。

③踌躇（chóu chú）：犹豫不决。这里有慎重之意。

④寸洪：寸部脉洪。

⑤不堪：不能耐受。

【白话解】洪脉常为阳盛阴血虚弱，主相火偏亢，多见于热病者。胀满反胃的病人见此脉必须及早治疗。阴虚泄痢者反见洪脉，病情复杂，治疗时应慎重。左寸候心，其脉洪大为心火上炎；右寸候肺，其脉洪大为肺受火刑，宣降失常；左关候肝，其脉洪大为肝火；右关候脾胃，其脉洪大为胃热阴虚。尺部候肾，两尺脉洪大为肾阴不足，虚火扰动。

【按语】关于洪脉的临床意义，《诊家枢要·脉阴阳类成》言：洪脉"为营络大热，血气燔灼之候。为表里皆热，为烦，为咽干，为大小便不通。"《景岳全书·正脉十六部》言：洪"为气血燔灼大热之候。"《诊家正眼·诊脉法象论》言："洪为盛满，气壅火亢。"《中医诊断学》（新世纪）教材言："洪脉多见于阳明气分热盛"。洪脉主热盛，应注意分析区别。温病热入营分或血分是热甚，但脉俱细数而不洪大；内伤杂病，心火亢盛，肝火炽盛，脉多滑数，弦数亦不洪大。洪脉见于伤寒之阳明经证和温病之气分证。因阳明气分热甚，热盛血涌，脉道扩张，故脉洪大有力。此外，洪脉亦可见于健康人。如六阳脉，六脉洪大等同而无病，是由于先天禀赋的缘故，出现脉形的生理变异。夏季阳气隆盛，天人相应，人体脉气亦盛大而脉来偏洪，乃为平脉。

微（阴）

微脉，极细而耎，按之如欲绝，若有若无（《脉经》）。细而稍长①（戴氏）。

（《素问》谓之小。气血微则脉微。）

【注释】

①细而稍长：形容微脉虽然极细无力，但是在指下可以隐隐摸到。

【白话解】微脉，脉细而且无力到了极点，重指力之下感到非常模糊不清，似乎要消失一样，似有似无，细而略长。

【按语】微字的本有细小的含义，"微，小也。"（《广雅·

释诂二》）。微脉形极其细小，脉力极弱。戴氏对微脉"细而稍长"的说法似不妥。

[体状相类诗]

微脉轻微瞥瞥乎[1]，按之欲绝有如无。

微为阳弱[2]细阴弱。细比于微略较粗。

（轻诊即见，重按如欲绝者，微也。往来如线而常有者，细也。仲景曰：脉瞥瞥如羹上肥[3]者，阳气微；萦萦[4]如蚕丝细者，阴气衰；长病[5]得之死，卒病[6]得之生。）

【注释】

①瞥（pì）瞥乎："瞥，于水中击絮也"（《说文》）。这里指微脉应指极细而无力。

②弱：虚衰。

③羹（gēng）上肥：羹，五味调和的浓汤。肥，汤中的油脂。

④萦（yíng）萦：环绕、盘旋。

⑤长病：久病。

⑥卒（cù）病：卒，突然之意。卒病，新病，病位尚浅，病情较轻。

【白话解】微脉极其细软，指下有轻漂的感觉，重指力之下似乎要消失。微脉主阳气虚损而细脉多为阴液不足，指下细脉比微脉略显粗一些。

【按语】微脉的体象，《脉经·脉形状指下秘诀第一》言："极细而软，或欲绝，或有若无。"《诊家枢要·脉阴阳类成》言："微，不显也。依稀轻细，若有若无。"《诊家正眼·诊脉法象论》言："微脉极细而又极软，似有若无，欲绝非绝。"总之，微脉的体象是极细极软，若有若无，按之欲绝。然而，切按微脉之体象，是浮取还是中取，或浮取中取皆可，自古多未论述。从临床所见，微脉轻取不应，中取偏沉始得，重按欲绝。阴血虚甚，脉道失充而脉来极细；阳气虚甚，阳虚气陷，无力鼓动于脉，故脉动若有若无，浮取不见，中取偏沉始得。

细脉与微脉相类，但细脉比微脉脉体较粗，搏指有力，应指明显。微脉和细脉皆主气血不足，但微者浮取极软若无，表明阳气衰，而细脉则系血少失充，微为阳弱，细为阴弱。久病若见微脉，往往阴气衰而阳气竭，故多危重难治。"卒病得之生"，因邪气不甚也。

[主病诗]

气血微兮脉亦微，恶寒发热汗淋漓。

男为劳极①诸虚候，女作崩中②带下③医。

寸微气促或心惊，关脉微时胀满④形。

尺部见之精血弱，恶寒消瘅⑤痛呻吟。

（微主久虚血弱之病，阳微恶寒，阴微发热。《脉诀》云：崩中日久肝阴竭，漏下多时骨髓枯。）

【注释】

①劳极：劳，虚劳。极，极度，严重。《诸病源候论·虚劳候》中将心劳、肝劳、脾劳、肺劳、肾劳称为"五劳"。将气极、血极、筋极、骨极、肌极、精极称为"六极"。五劳六极是古人对虚劳病证的一种分类。

②崩中：病名。指不在行经期间，阴道大量出血，来势急剧者，又名"血崩"。

③带下：指妇女阴道内少量无色、无臭的分泌物，具有濡润阴道的作用。带下病为中医病名。广义指一切妇科疾病。狭义指从妇女带下的异常。此处应为狭义。

④胀满：脘腹胀满。此指脾胃虚损，健运失常而致的胀满。

⑤消瘅：原出《内经》，在《灵枢·五变》、《素问·通评虚实论》等篇中提到，即消渴病。

【白话解】气血微弱的时候脉也微弱，可见到恶寒发热、大汗淋漓不止的表现。男子若见到微脉多为五劳六极、诸虚劳损，女子若见到微脉则为崩漏下血及带下异常诸病。寸部脉微，多见呼吸短促或心悸、惊悸；关部脉微，多见脘腹胀满。尺部脉微，多为肾精阴血不足，常有恶寒、消渴、疼痛而呻吟的表现。

【按语】气血为脉之基础，气血即微，脉亦见微。左寸候心，其脉微则心气虚衰、心胆俱怯，易生惊悸。右寸候肺，其脉微则肺气受损，则易生喘促之疾。右关候脾胃，其脉微则则脾失健运、胃失和降而见脘腹胀满。关于微脉的临床意义，《诊家枢要·脉阴阳类成》言："为气血俱虚之候，为虚弱，为泄，为虚汗，为崩漏，败血不止，为少气。"《景岳全书·正脉十六部》言：微脉"乃气血俱虚之候。"《诊家正眼·诊脉法象论》言："微脉模糊，气血大衰。"《中医诊断学》（新世纪）教材论述微脉的临床意义为气血大虚，阳气衰微。久病脉微是正气将绝，新病脉微主阳气暴脱。切合临床实际。阴血虚甚，不能充盈于脉，故脉来极细；阳气虚甚，无力鼓动于脉则脉来极软，起落模糊，按之欲绝。久病阴阳气血虚甚，脉微如此。新病阳气暴脱，早期脉浮数疾无力，晚期阳气暴脱将绝，无力鼓动于脉，则脉微欲绝。

紧（阳）

紧脉，来往有力，左右弹①人手（《素问》）。如转索②无常（仲景），数③如切绳④（《脉经》），如纫箅线⑤（丹溪）。

（紧乃热为寒束之脉，故急数如此，要有神气。《素问》谓之急。《脉诀》言：寥寥⑥入尺来。崔氏言：如线，皆非紧状。或以浮紧为弦，沉紧为牢，亦近似耳。）

【注释】

①弹（tán）：指脉体绷紧，应手有力者称之为弹手。

②转索：转动的绳索。

③数：脉率快。

④切绳：切，按之意。手按在拉紧的绳索上。

⑤纫（rèn）箄（pái）线：纫，引线、连缀。"纫，禅绳也"（《说文》）。箄，大的筏子。纫箄线，连结竹筏的绳索。

⑥寥（liáo）寥：稀少、静寂。此处为细的含义。

【白话解】紧脉，来往应指有力，搏动时左右弹击人手；又像转动拉紧的绳子时，指下脉动不定；紧脉脉率数，指下绷急的绳子；又像连缀竹筏的绳子紧张有力。

【按语】紧脉是一种脉力较强的脉，有脉形和脉率两个方面的特点。《素问》云："来往有力，左右弹人手"是指其刚劲绷急而兼绞转之形。仲景曰："如转索无常。"叔和曰："数如切绳"。丹淡曰："如纫箄线。譬如以二股、三股纠合绳，必旋转而绞，乃紧而成绳耳"。可见紧有绷紧之意，且左右弹指。而"数如切绳"之数，为脉率较快。

[体状诗]

　　　　举①如转索切如绳，脉象因之得紧名。

　　　　总是寒邪来作寇②，内为腹痛外身疼。

【注释】

①举：用轻指力诊脉为举，又称浮取。

②作寇：侵袭。

【白话解】紧脉浮取时指下象绷紧转动的绳索一样左右搏指，用力按时之状如拉紧绳子劲急有力，紧脉因此而得名。紧脉总由寒邪侵犯所致，若病位在里多有腹痛这样的表现，病位在表的话则多表现出身体疼痛的症状。

【按语】用轻指力取脉时，紧脉多有左右弹击之感，如同转动的绳索，故称为"转索"。重按时，脉受压抑，指下绷急感明显，状若紧绳，"转索"之象则不明显。《中医诊断学》（新世纪）教材描述为："绷急弹指，状如牵绳转索。"对于紧脉的脉率，古代医家不乏论述。如《脉经》言："紧脉，数如切绳状。"宋代朱肱《活人书·问七表》言："紧，按之实数，似切绳状。"张介宾《景岳全书·正脉十六部》言："紧脉，急疾有力，坚搏抗指，有转索之状"，并且指出："凡寒邪外感，脉必暴见紧数。"在这里已明确"紧脉急疾有力"，又指出外感寒邪"脉必暴见紧数"，强调紧脉之脉率快而脉形绷急。

紧脉多见于寒邪侵犯人体，寒邪凝滞，困遏阳气所致。见于里证者，乃寒邪内侵，伤及脾阳，故为腹痛。见于表证者，乃寒邪外束，营卫不利，气血不通，故发为身疼。

[相类诗]

见弦、实。

[主病诗]

紧为诸痛主于寒，喘咳风痫①吐冷痰②。
浮紧表寒须发越③，紧沉温散④自然安。
寸紧人迎⑤气口⑥分，当关⑦心腹痛沉沉。
尺中有紧为阴冷，定是奔豚⑧与疝⑨疼。

（诸紧为寒、为痛，人迎紧盛伤于寒，气口紧盛伤于食，尺紧痛居其腹。况乃疾在其腹。中恶浮紧、咳嗽沉紧，皆主死。）

【注释】

①风痫：中医病名。一指痫病中的一种类型，见于《圣济总录》卷十五。二指外感风邪而致的抽搐，见于《幼科证治准绳》。三指小儿痫证的一种，见于《千金要方》卷五。四指手足偏废如瘫痪之证，见于《奇效良方》卷六十四。以上四种情况的原文叙述中均未论及紧脉。从紧脉的机制看，应是兼有外邪侵袭，风寒外束，阳气内郁而致。

②冷痰：寒痰。即质地清稀色白之痰。

③发越：用解表药疏散外邪之意。

④温散：用温热药祛除里寒之意。

⑤人迎：古代诊脉的部位，结喉两侧颈动脉搏动处。《灵枢·寒热病》："颈侧之动脉人迎，人迎，足阳明也，在婴筋之前。"或是指左手寸口脉的别称。《脉经》言："左为人迎，右为寸口。"

⑥气口：即寸口。《脉经·卷第一·分别三关境界脉候所主第三》言："从鱼际至高骨，却行一寸，其中名曰寸口。"这里指右手寸口脉。

⑦当关：当，处、在。关，关部。

⑧奔豚（tún）：古病名，见《灵枢》、《难经》等。《金匮要略》称之为"奔豚气"。豚，即小猪。奔豚是由肾脏寒气上冲，或肝脏火气上逆，临床特点为发作性下腹气上冲胸，直达咽喉，腹部绞痛，胸闷气急，头昏目眩，心悸，烦躁，发作后如常。

⑨疝：古代病名，多指睾丸牵引少腹疼痛。或指腹部的剧烈疼痛，兼有二便不通的证侯，如"病在少腹，腹痛不得大小便，病名曰疝"（《素问·刺节论》）。现指人体组织或器官一部分离开了原来的部位，通过人体间隙、缺损或薄弱部位进入另一部位。

【白话解】紧脉主要见于因寒而致的诸般疼痛，及肺寒喘咳，外寒侵袭而致的抽搐，吐痰清稀色白等症。浮紧脉为表寒，治疗须用辛温药物以宣散表邪。沉紧脉为里寒，治疗须用温里散寒药物则邪祛正安。

寸部脉紧应分左右，左为人迎，右为气口。关部脉紧，主要见于心腹冷痛。尺部脉紧，为下焦寒盛，可有阴部寒冷的表现，或为奔豚，或为疝疼。

【按语】紧脉主寒证。至于疼痛、宿食出现紧脉，亦与寒邪有关。由于寒性收引，经脉拘急，"不通则痛"而出现疼痛；若寒困中阳，影响脾之运化，胃之腐熟，导致宿食停滞，亦可出现紧脉。但皆与寒邪有关，而非所有的疼痛和宿食都出现紧脉。临床上，实寒证多出现紧脉，即脉率快而脉道紧束绷急，搏指有力的脉象。所谓实寒证，是指寒邪侵袭人体，而机体正气未虚，正邪交争所产生的一类证候。它包括表寒证和里寒证。寒邪袭表，正气迅速外趋抗邪，脉气随之鼓动于外，故脉浮而数，又因寒性收引，脉道拘急，故脉形束敛而绷急，出现浮紧之脉。若寒邪直犯脏腑，形成里实寒证，亦出现数而绷急之紧脉，这也是正气迅速奋力抗邪、寒邪束敛脉道所致。

对于风痫，有四种看法：一是《圣济总录》卷十五："风痫病者，由心气不足，胸中蓄热，而又风邪乘之，病痫作也。其候多惊，目瞳子大，手足颤掉，梦中叫呼，身热瘛疭，摇头口噤，多吐涎沫，无所觉知是也"。二是《千金要方》言："小儿之痫有三种，有风痫，有惊痫，有食痫。……初得之时，失屈指如教，乃发作者，此风痫也。"三是《证治准绳·幼科》言："风痫，因将养失度，血气不和，或厚衣汗出，腠理开舒，风邪因入之，其病在肝，肝主风。验其证：目青、面红、发搐。"四是《奇效良方》卷六十四："风痫为病，废手足，或一手一足，或两手两足，如瘫不随，或睫眼，或睫口，或口㖞牵引颊车"。从紧脉的机制看，应是兼有外邪侵袭，风寒外束，阳气内郁而致，《证治准绳·幼科》之言较符合。

关于紧脉分部主病，各家说法较多，还需临床实践总结。

缓（阴）

缓脉，去来小駃①于迟（《脉经》），一息四至②（戴氏）。如丝在经③，不卷其轴④，应指和缓，往来甚匀⑤（张太素）。如初春杨柳舞风⑥之象（杨玄操），如微风轻飐⑦柳梢（滑伯仁）。

（缓脉在卦为坤⑧，在时⑨为四季，在人为脾。阳寸、阴尺⑩，上下⑪同等，浮大而耎，无有偏胜者，平脉也。若非其时，即为有病。缓而和匀，不浮不沉，不疾不徐、不微不弱者，即为胃气⑫。故杜光庭云：欲知死期何以取？古贤推定五⑬般土。阳土⑭须知不遇阴，阴土遇阴当细数。详《玉函经》。）

【注释】

①小駃：駃，通"快"。稍快。

②一息四至：一息，一呼一吸谓之一息；四至，脉跳四次。

③经：指织物的纵线，与"纬"相对。

④不卷其轴：经线在织机上没有转紧。形容缓脉的脉象柔软舒缓，紧张度不高。

⑤匀：均匀。这里指脉律均匀。

⑥杨柳舞风：风中舞动的杨柳。

⑦飐（zhǎn）：风吹而颤动。

⑧坤：八卦之一。其性属阴，五行属土。

⑨时：时候，此指一年中的春、夏、秋、冬四时。

⑩阳寸、阴尺：寸脉为阳，尺脉为阴。

⑪上下：寸口脉以关部为准，向上为寸、向下为尺。此指寸部脉及尺部脉。

⑫胃气：此指有胃气之脉。即不浮不沉，不强不弱，不快不慢，从容和缓之脉。

⑬五：指心、肝、脾、肺、肾五脏。

⑭阴土：脾为阴土，此指胃气。

【白话解】缓脉，脉率稍稍快于迟脉，一呼一吸脉跳四次，如同织机上的经丝，在机轴尚未卷紧之时，用手触之柔和而缓，脉搏节律均匀。缓脉像初春杨柳新发的嫩枝在和风中飘舞，又似微风徐徐，柳梢在风中轻轻地摆动。

【按语】在正常脉象之中，若见脉律均匀有力而且柔和，脉来一息四至，为缓脉，比喻如经丝、柳梢。但病理缓脉为脉来怠缓无力，需区别。

[体状诗]

> 缓脉阿阿①四至通②，柳梢袅袅③飐轻风。
>
> 欲从脉里求神气，只在从容和缓中。

【注释】

①阿阿：舒缓、宽大。

②通（tōng）：作量词，指次数。

③袅袅（niǎo）：用来形容细长而柔软的东西随风摆动。

【白话解】缓脉宽而舒缓，一息四至，如柳枝随微风而摆动，要从脉中诊察神气，只要看脉象是否来去从容和缓便知。

【按语】《脉经·脉形状指下秘诀第一》认为缓脉是"去来亦迟，小快于迟。"《景岳全书·正脉十六部》言："缓脉，和缓不紧也。缓脉有阴有阳，其义有三：凡从容和缓，浮沉得中者，此平人之正脉。若缓而滑大者，多实热，如《内经》所言者是也。缓而迟细者多虚寒。"《脉学精华》言：缓脉"状如琴弦，久失更张，纵而不整。"《诊家正眼·诊脉法象论》言："缓脉四至，来往和匀，微风轻飐，初春杨柳。"综上所述，缓脉有平脉和病脉之分。平脉，即正常人的脉象，是一息四至，从容和缓，浮沉适中。病理性缓脉是一息四至，脉来怠缓、弛缓。正常人之缓脉和病理性缓脉均是一息四至。前者从容和缓而后者脉来弛缓、怠缓。脉象是否有神，是判断缓脉是生理还是病理的关键，即看脉象是否来去从容和缓。

[相类诗]

见迟脉。

[主病诗]

缓脉营衰①卫有余，或风或湿或脾虚。

上②为项强下③痿痹，分别浮沉大小区。

寸缓风邪项背拘，关为风眩④胃家虚⑤。

神门濡泄⑥或风秘⑦，或是蹒跚⑧足力迂⑨。

（浮缓为风⑩，沉缓为湿，缓大风虚，缓细湿痹，缓涩脾虚，缓弱气虚。《脉诀》言：缓主脾热口臭、反胃、齿痛、梦鬼诸病。出自杜撰，与缓无关。）

【注释】

①营衰：营气虚衰。

②上：病位在上，指头面颈项等。

③下：病位在下，指腰腹及以下部位、下肢等。

④风眩：因风邪所致的眩晕。

⑤胃家虚：胃家，泛指脾、胃、肠等。此指脾胃虚弱。

⑥濡泄：脾虚湿盛所致的大便泄泻。

⑦风秘：由于风动内燥引起的便秘。

⑧蹒跚：走路时左右摇摆、缓慢的样子。

⑨迂（yū）：曲折，绕远。此指无力而行动迟缓。

⑩风：指风邪伤人，卫表不固，营阴外泄的太阳中风证

【白话解】缓脉多见于营弱而卫强之证，或伤于风，或

伤于湿，或为脾虚。病位在上则可见颈项强硬，病位在下则可见腰脚痿痹。辨清缓脉的主病，须结合脉位的浮沉、脉形的大小。寸部脉缓多为风邪外袭所致项背拘急，关部脉缓多为风邪所致的眩晕，或为脾胃虚弱之证，尺部脉缓多为湿盛濡泄，或为风邪所致的大便秘结，或为行走困难，腿脚无力。

【按语】关于病理缓脉的主病，《诊家枢要·脉阴阳类成》言："为风、为虚、为痹、为弱、为痛，在上为项强，在下为脚弱。"结合临床观察，缓脉主病有三种：一是风邪袭表之伤风表证。因风性开泄，善动，使肌腠疏松，脉管弛缓，故脉来怠缓而浮。二是湿邪为病。因湿性粘腻，困滞气机，使脉来怠缓有力。三是脾虚。脾气虚不能化生水谷精微，气血不足，脉道失充，鼓动乏力，故脉显弛纵怠缓之象。

《伤寒论》中提到太阳中风为"脉浮缓，发热恶风，汗自出。"可知浮缓脉为风邪袭表，肌表不固，汗自出。沉脉主里，缓为脾虚，脾虚生湿，故沉缓主湿邪为患。湿邪留于肌肤经络，闭而不通，易成湿痹，湿邪阻遏脉气，故湿痹病见缓细脉。高阳生《脉诀》所言"缓主脾热、口臭、反胃、齿痛、梦鬼诸病"被认为是"杜撰"。稍有不妥，缓脉也可见于实热证。《景岳全书·脉神章》言："然实热者，必缓大有力，多为烦热，为口臭，为腹缓，为痈疡……"《三指禅》言："凡遇噎膈反胃，脉未有不缓者。"故须对文献全面理解，并结合临床实践。

芤（阳中阴）

芤[①]脉，浮大而软，按之中央空，两边实（《脉经》）。中

77

空外实，状如慈葱。

（芤，慈葱②也。《素问》无芤名。刘三点云：芤脉何似？绝类慈葱，指下成窟③，有边无中。戴同父云：营行脉中，脉以血为形，芤脉中空，脱血之象也。《脉经》云：三部脉芤，长病得之生，卒病得之死。《脉诀》言：两头有，中间无，是脉断截矣。又言：主淋沥、气入小肠。与失血之候相反，误世不小。）

【注释】

①芤（kōu）：指草茎中空，多为葱的别名。

②慈葱：即葱。

③窟（kū）：窟窿，空洞。意为空虚之意。

【白话解】芤脉，脉形浮大而无力，按之中央空虚，两边有力。芤脉浮取有力，按之中空，如同葱叶一样。

【按语】芤乃葱之别名。脉形浮大如按葱叶之皮；稍用力而感觉指下空虚。正因为此，故以芤作为脉象的名称。

[体状诗]

芤形浮大奥如葱，边实须知内已空。

火犯阳经血上溢①，热侵阴络下流红②。

【注释】

①血上溢：指吐血、咳血、鼻血等上部出血的病证。

②下流红：指尿血、便血等下部出血的病证。

【白话解】芤脉的脉形浮大而势软，如按葱管，两边有力，中间空虚。芤脉多见于大失血之后，如火热侵犯阳经脉而迫血妄行所致之呕血，咯血，衄血，火热伤于阴络而引起的尿血，便血，血崩等。

【按语】关于芤脉的体象，《脉经·脉形状指下秘诀第一》言：芤脉"浮大而软，按之中央空，两边实。"《诊家枢要·

脉阴阳类成》言："芤，浮大而软，寻之中空边实，旁有中无。"《诊家正眼·诊脉法象论》言：芤脉"浮沉俱有，中候独空。"《中医诊断学》（新世纪）教材言芤脉的脉象特征为"浮大中空，如按葱管"。总之，芤脉的体象特征是浮大无力，按之中空边实，如按葱管。芤脉多见于大失血之证。但失血非只由火邪为患，此处只是以此为例说明。

[相类诗]

中空旁实乃为芤，浮大而迟虚脉呼。

芤更带弦名曰革，芤为失血^①革血虚。

【注释】

①失血：此处指短时间内大量出血。

【白话解】按之中央空虚，两边有力的为芤脉。脉形浮大而迟，按之无力的是虚脉。芤脉兼有脉管弦紧的为革脉。芤脉为大失血之脉，革脉主血虚。

【按语】此处对芤、虚、革三脉进行了鉴别，指出各自的特点。芤虽浮大但势软中空；虚脉形体亦浮大，但无力而且至数略迟；革脉虽中空，但浮取时兼弦硬，脉形绷紧如鼓皮。芤、革二脉主病不同。芤脉多为短时间内的大量失血，革脉则见于虚劳失精、失血之证。

[主病诗]

寸芤积血^①在于胸，关里逢芤肠胃痛^②。

尺部见之多下血^③，赤淋^④红痢^⑤漏崩^⑥中。

【注释】

①积血：即瘀血。指血行迟缓或停滞于局部而形成的病理产物。

②痈：病证名。指患部红肿高大，灼热疼痛，根盘紧束，并能形成

脓疡的疾病。具有未脓易消，已脓易溃，疮口易敛的特点。有"内痈""外痈"之分。其中发于脏腑的为"内痈"。此指肠痈，为内痈之一。

③下血：证名，即便血。《金匮要略·惊悸吐衄下血胸满瘀血病脉证治》："下血，先便后血，此远血也。"

④赤淋：即血淋，淋证之一。主症为尿道涩痛，小便带血。

⑤红痢：指血多脓少的痢疾。

⑥漏崩：即崩漏，又名崩中漏下。指妇女非正常经期阴道出血的症状。血量多而来势急者为崩中，血量少而淋漓不断者为漏下。

【白话解】寸部脉芤多见于胸中血瘀；关部脉芤多见于胃痛、肠痈；尺部脉芤多见于便血、血淋，或崩中漏下。

【按语】《诊家枢要·脉阴阳类成》言芤脉为"失血之候。"《外科精义·论脉证名状二十六种》言"其主血虚，或为失血。"《景岳全书·正脉十六部》言其"为孤阳亡阴之候。为失血脱血，为气无所归，为阳无所附，为阴虚发热，为头晕目眩，为惊悸怔忡，为喘息盗汗。"《诊家正眼·诊脉法象论》言："芤脉中空，故主失血。"《中医诊断学》新世纪教材综合归纳芤脉的临床意义为"失血、伤阴之际"。芤脉见于急性失血、伤阴。因突然失血过多，血量骤减，脉道失于充盈，或急性津液大伤，血量失于补充，致阴血不能充盈脉道，故按之空虚；阴血亏虚，阳气无所依附而外浮，故脉来浮大无力。若是慢性失血伤阴，由于机体自身的调节作用，使脉管变细，血流加快，则脉来细数而非芤脉。

弦（阳中阴）

弦脉，端①直以②长（《素问》），如张弓弦③（《脉经》），按之不移，绰绰④如按琴瑟弦（巢氏），状若筝弦⑤（《脉诀》），从中直过，挺然⑥指下（《刊误》）。

（弦脉在卦为震，在时为春，在人为肝。轻虚⑦以滑者平，实滑如循长竿者病，劲急如新张弓弦者死。池氏曰：弦紧而数劲为太过，弦紧而细为不及。戴同父曰：弦而耎，其病轻；弦而硬，其病重。《脉诀》言：时时带数，又言：脉紧状绳牵。皆非弦象，今削之。）

【注释】

①端：正、直之意。

②以：连词，相当于"而"。

③张弓弦：拉紧的弓弦。

④绰绰（chuò）：宽余之意。形容弦脉的脉体长，脉的弛张力强。

⑤筝弦：筝，风筝。筝弦，风筝线。

⑥挺然：挺，挺直、挺拔。挺然是指弦脉弛张有力，指下挺直之感。

⑦轻虚：柔和之意。

【白话解】 弦脉，端直而且脉形较长，好像拉紧的弓弦一样；又像触按琴瑟之弦，左右不移；状如风筝之线，脉来指下有挺然直进的感觉。

【按语】 弦脉之名，取自其如同弓弦、琴弦之象。其脉挺然指下，直上直下，过于本位。

《素问·玉机真脏论》言："春脉者，肝也，东方木也，万物之所以始生也；故其气来软弱轻虚而滑，端直以长，故曰弦。"此为春季脉象的生理变异，不属病脉。戴同父所言"弦而软，其病轻。弦而硬，其病重"者，是以脉中从容和缓之胃气的多少来衡量病之轻重，弦软即弦而柔和为胃气多，故病轻；弦硬即弦而少柔为胃气少，故病重。池氏言："弦紧而数劲为太过，弦紧而细为不及。"提到弦脉、紧脉的相兼脉，只可供参考。

[体状诗]

　　　　弦脉迢迢①端直长，肝经木②旺③土④应伤。

　　　　怒气满胸常欲叫，翳⑤蒙瞳子⑥泪淋浪⑦。

【注释】

①迢迢（tiáo）：形容道路遥远或水流绵长。此处形容弦脉脉体较长。

②木：五行之一。肝五行属木，故用木作为肝脏的代名词。

③旺：兴盛。

④土：五行之一。脾五行属土，故用土作为脾脏的代名词。

⑤翳：病证名。指引起黑睛混浊或溃陷的外障眼病以及病变愈后遗留于黑睛的疤痕等，以致遮蔽视线影响视力。

⑥瞳子：又称瞳仁、瞳神、水轮、金井等。

⑦淋浪：流泪。

【白话解】 弦脉的脉形端直而且较长。常见于肝木过旺损伤脾土。郁怒填胸，气机阻滞，常痛苦欲叫。目中生翳瞳子被蒙，眼泪直流。

【按语】《脉经·脉形状指下秘诀第一》言弦脉："举之无有，按之如弓弦状。"《活人书·问七表》亦言："弦，举之无有，按之如弓弦状。"《诊家枢要·脉阴阳类成》言：弦脉"按之不移，举之应手，端直如丝弦。"《诊家正眼·诊脉法象论》言："弦如琴弦，轻虚而滑，端直以长，指下挺然。"《中医诊断学》新世纪教材综合古代医家的论述言弦脉的体象是端直以长，如按琴弦。端直，即是直的意思，按之指下挺然，寸关尺三部脉有一种直起直落的感觉，象按在琴弦上。古人所谓"从中直过"、"指下挺然"，可谓传神，据此不难体察弦脉的体象。弦脉为肝木之应，所以临床见弦脉，多为肝木亢盛之候。肝木亢盛必然要克犯脾土，故弦脉常主肝郁脾虚之候。若怒遏肝气，肝失条达而横逆，影响胸中大气之转输，而致胸胁满闷难耐，常欲呼叫以求暂时舒畅。此时，脉必见弦滞。因肝开窍于目，肝火盛，则易生云翳，泪流不止，其脉亦弦。

[相类诗]

> 弦来端直似丝弦，紧则如绳左右弹。
>
> 紧言其力弦言象，牢脉弦长沉伏间。

又见长脉。

【白话解】弦脉如丝线端直而长，直起直落。紧脉左右弹指，其形如转动的绳索。紧脉主要看其脉力较强，而弦脉主要看其脉体形象。牢脉是脉位深沉而弦长的脉象。

【按语】弦脉脉来紧急，如拉紧的琴弦、弓弦，端直以长，直起直落；紧脉脉道绷急，左右搏指，如转动绳索；牢脉虽亦为弦长之脉，但其脉位深沉，故与弦脉不难区别。

[主病诗]

> 弦应东方肝胆经，饮痰①寒热疟缠身。
>
> 浮沉迟数须分别，大小单双有重轻。
>
> 寸弦头痛膈多痰，寒热癥瘕②察左关。
>
> 关右胃寒心腹痛，尺中阴疝③脚拘挛④。

（弦为木盛之病。浮弦支饮⑤外溢，沉弦悬饮⑥内痛。疟脉自弦，弦数多热，弦迟多寒。弦大主虚，弦细拘急。阳弦⑦头痛，阴弦⑧腹痛。单弦⑨饮癖⑩，双弦⑪寒痼⑫。若不食者，木来克土，必难治。）

①饮痰：即痰饮。痰与饮都是水液代谢转输不利而停聚所形成的病理产物。其中质地清稀者为饮；质地稠厚者称为痰。

②癥瘕：即症瘕，病症名。指腹中结块，坚硬不移，痛有定处者为癥（症）；聚散无常，推之游移不定，痛无定处者为瘕。

③阴疝：病症名，又称"寒疝"、"厥疝"。指因寒邪侵袭肝经而致睾丸、阴器急痛、肿胀。

④拘挛：指肌肉收缩，不能伸展自如。

⑤支饮：四饮（悬饮、溢饮、支饮、痰饮）之一。饮停胸膈，上迫于肺，肺失肃降而症见胸闷气短、咳逆倚息不能平卧，甚则外形如肿等。

⑥悬饮：四饮之一。饮停胁肋部，症见胁下胀满不适，咳嗽时两胁引痛等症。

⑦阳弦：寸部为阳，阳弦即指寸部脉弦。

⑧阴弦：尺部为阴，阴弦即指尺部脉弦。

⑨单弦：指单手脉弦。

⑩饮癖：癖，病证名，又称癖气。指痞块生于两胁，时痛时止的病证。多由饮食不节，寒痰凝聚，气血瘀阻所致。饮癖是因中阳不振，水饮停聚引起。

⑪双弦：双手脉弦。

⑫寒痼：指积寒之证。痼，指经久难愈的疾病。

【白话解】弦脉应于东方，在脏腑应于肝胆，主痰饮、寒热、疟疾等病。弦脉有兼浮、沉、迟、数的不同，尚须分清脉形大、小及单手脉弦还是双手脉弦，由此可知病情的轻重。寸部脉弦多为头痛，亦主胸膈停痰，左关脉弦常见于寒热及癥瘕之病；右关脉弦主胃寒及心腹疼痛；尺中脉弦主寒疝及腰腿拘挛等证。

【按语】关于弦脉的临床意义，《脉经·平杂病脉第二》言："疟脉自弦""偏弦为饮，双弦则胁下拘急痛，其人濇濇恶寒。"《活人书·问七表》言："阳弦则头痛，阴弦则腹痛。大抵伤寒脉必弦。"《诊家枢要·脉阴阳类成》言：弦脉"为痛，为疟，为拘急，为寒热，为血虚盗汗，为寒凝气结，为冷痹，为疝，为饮，为劳倦。"《景岳全书》言：弦脉"为阳中伏阴，为血气不和，为气逆，为邪胜，为肝强，为脾弱，为寒热，为痰饮，为宿食，为积聚，为胀满，为虚劳，为疼痛，为拘急，为疟痢，为疝痹，为胸胁痛，疮疽。"《诊家正眼·诊脉法象论》言："弦为肝风，主痛主疟，主痰主饮。"《中医诊断学》新世纪教材归纳为："多见于肝胆病，疼痛，痰饮等，或为胃气衰败者。亦见于老年健康者。"新版教材将以往教材中提到的疟疾删去。疟疾脉弦，古人已论，临床亦可证实，删之不妥。弦乃脉气紧张之故。肝胆病变，肝失疏泄，不能调畅气机，致脉气紧张；痰饮阻滞，"不通则痛"，经脉不通，气机阻滞，则脉气紧张；疟疾寒热交作，气机失调而脉气紧张；健康老人，由于年老精亏，"脉无水而不软也"，故亦脉弦。因此弦脉的临床意义为主肝胆病，诸痛，痰饮，疟疾。亦见于健康老年人。健康老年人之脉弦而"轻虚以滑，端直以长"；脉弦"如按琴弦""如张弓弦"，均多为病脉。若脉弦细而硬，"如循刀刃"，有坚劲锐利之感，则是胃气衰败的真脏脉。弦脉兼脉不同，主病亦异。浮弦为风；弦大为虚；弦细为拘急。单手脉弦，主病轻。如《金匮要略》言："脉偏弦者，饮也。"双手脉弦，主病胁痛，多病重。

革（阴）

革脉，弦而芤（仲景），如按鼓皮（丹溪）。

（仲景曰：弦则为寒，芤则为虚，虚寒相搏[1]，此名曰革。

男子亡血失精，妇人半产②漏下。《脉经》曰：三部脉革，长病得之死，卒病得之生。时珍曰：此即芤弦二脉相合，故均主失血之候。诸家脉书，皆以为牢脉，故或有革无牢，有牢无革，混淆不辨。不知革浮牢沉，革虚牢实，形证皆异也。又按《甲乙经》曰：浑浑革革③，至如涌泉，病进而危；弊弊绰绰④，其去如弦绝者死。谓脉来浑浊革变，急如涌泉，出而不反也。王贶⑤以为溢脉⑥，与此不同。)

【注释】

①相搏：搏结、交结之意。

②半产：小产、流产。

③浑（gǔn）浑革（jí）革：浑浑，水流盛大貌，滚滚而来之意。革革，"急"也，危急之意。指脉来滚滚而急，好像涌出的泉水一样。

④弊弊绰绰：弊，衰败、断续之意。绰，宽余，有余。弊弊绰绰，指脉来虚弱无力，若断若续，虚弱无力，似有似无，应指不清。

⑤王贶（kuàng）：宋代医家。著有《济世全生指迷方》。

⑥溢脉：脉象搏动部位向上超过寸部，谓溢脉。

【白话解】 革脉是弦脉和芤脉复合而成的脉象，犹如按鼓皮，外绷急而硬，其内空虚。

【按语】 革即皮革，脉如按鼓皮，故其脉名为革。革脉浮取弦而紧急，按之若芤脉而空虚。因革脉兼有弦、芤的特点，故言"弦而芤"。

［体状主病诗］

革脉形如按鼓皮，芤弦相合脉寒虚。

女人半产①并崩漏，男子营虚或梦遗②。

【注释】

①半产：妊娠月份未足（12～28周），胎儿已成形而自然殒堕的

疾病。

②梦遗：遗精的一种，指梦中性交而精液遗泄的病证。

【白话解】革脉脉形如按鼓皮，其内虚而外实，兼具有芤脉中空、弦脉紧急的特点，主虚寒证。凡妇女半产、崩漏，男子血亏、梦遗，皆可见此脉。

【按语】革脉的临床意义，古代医家的论述基本一致。《伤寒论·辨脉法》言：革脉"妇人则半产漏下，男子则亡血失精。"《诊家正眼·诊脉法象论》言："革主表寒，亦属中虚。"《中医诊断学》新世纪教材总结归纳为"多见于亡血、失精、半产、漏下等病证。"因亡血、失精，半产、漏下，精血亏虚，脉道失于充盈则按之空虚；气无所恋而浮越于外，故浮取弦急。

[相类诗]

见芤、牢。

牢（阴中阳）

牢①脉，似沉似伏，实大而长，微弦（《脉经》）。

（扁鹊曰：牢而长者，肝②也。仲景曰：寒则牢坚③，有牢固之象。沈氏曰：似沉似伏，牢之位也；实大弦长，牢之体也。《脉诀》不言形状，但云寻之则无④，按之则有⑤。云脉入皮肤⑥辨息⑦难，又以牢为死脉⑧，皆孟浪⑨谬误。）

【注释】

①牢：坚实、牢固之意。

②肝："肝病"的缩语。指肝的功能失常所致病证。

③寒则牢坚：阴寒内盛之病证可见脉象为牢脉。

④寻之则无：寻，诊脉的手法之一，中取为寻。此指切脉时中取不明显。

⑤按之则有：按，诊脉的手法之一，重取为按。此指切脉时重取明显。

⑥脉入皮肤：形容脉动显现部位较深。

⑦息：指脉搏。《医学心悟·寒热虚实表里阴阳辨》："舌上无苔，脉息浮，此表也。"

⑧死脉：即无胃、神、根之脉，预后多不良。

⑨孟浪：鲁莽，唐突。

【白话解】牢脉位深，象沉脉，又象伏脉，其脉势有力，脉形较大而体长，略带弦象。

【按语】牢字里面是个"牛"字，本指养牛的圈。引申为结实、宽大，又有深潜之意。牢脉显现部位深在肌肉之下。牢脉脉象为沉而实大弦长。

[体状相类诗]

弦长实大脉牢坚，牢位常居沉伏间①。

革脉芤弦自浮起②，革虚牢实③要详看。

【注释】

①沉伏间：脉位介于沉脉与伏脉之间。

②自浮起：脉位偏浮。

③革虚牢实：革脉有边实中空感即为革虚；牢脉表现为沉按实大弦长则为牢实。

【白话解】牢脉有力而且宽大弦长，脉位偏沉，在沉脉与伏脉之间。革脉弦大兼芤之象，脉位浮。革脉中空而内虚，牢脉位沉而有力，须仔细区分。

【按语】《诊家正眼·诊脉法象论》言："牢脉沉分，大而弦实，浮中二候，了不可得。"《中医诊断学》（新世纪）教材根据归纳牢脉的体象是沉取按实大弦长，坚牢不移。牢脉是沉、实、大、弦、长五种脉象的复合脉。其特点是脉位深在，轻取、中取皆不应手，沉取始得，脉动部位固定，坚牢不移，脉形宽而长，直起直落，搏指有力。如李中梓在《诊家正眼·诊脉法象论》中所言："牢有二义，坚固牢实之义，又深居在内之义也。故树木以根深为牢，盖深入于下者也。监狱以禁囚为牢，深藏于内者也。……似沉似伏，牢之位也。实大弦长，牢之体也。"

革脉与牢脉为相类脉，应当区别。革脉如按鼓皮，位浮弦芤而中空；牢脉坚牢，沉藏于里而坚固，故见于沉伏位，其体状实大弦长。两脉在部位上一浮一沉，按之一虚一实，不难区分。

[**主病诗**]

  寒则牢坚里有余，腹心寒痛①木乘脾②。

  疝癥③癥瘕何愁也，失血阴虚却忌之。

（牢主寒实④之病，木实⑤则为痛。扁鹊云：软为虚，牢为实。失血者，脉宜沉细，反浮大而牢⑥者死⑦，虚病见实脉⑧也。《脉诀》言：骨间疼痛，气⑨居于表。池氏以为肾传于脾⑩，皆谬妄不经。）

【注释】

①腹心寒痛：寒邪所犯致脘腹冷痛。

②木乘脾：即肝木横逆犯脾土，肝气犯脾之证。

③疝癥（tuí）：即癥疝。

④寒实：寒邪盛之实证。

⑤木实：肝病之实证。

⑥浮大而牢：牢脉本为沉按实大弦长，若病中见浮大兼弦长之象者称之。

⑦死：非指死亡为预后不良。

⑧虚病见实脉：虚证反而见脉实而有力，此为脉证不符，主病逆。

⑨气：指邪气，病邪。

⑩肾传于脾：肾病影响及脾，即水盛侮土之证。

【白话解】牢脉主寒邪凝滞的里实证，亦见于因寒所致的脘腹冷痛，或肝气犯脾之证。寒疝、癥疝、癥瘕等亦见牢脉，以上实证见牢脉，预后较好。若为失血阴虚之证反见牢脉，为逆，预后不良。

【按语】《诊家正眼·诊脉法象论》言："牢主坚积，病在乎内。"《中医诊断学》（新世纪）教材言其临床意义"多见于主阴寒内盛，疝气癥积之实证"。因阴寒内积，阳气沉潜于内，或疝气癥瘕，邪聚于里，正邪交争于内，致使脉动沉而应指有力，实大弦长。脘腹疼痛有因寒实凝聚者，有因肝木乘脾土者，均可见牢脉。寒疝、癥瘕、癫疝等证均为寒邪克犯，气血积聚为患，皆为里气有余之病，所以可见牢实之脉。实证见实脉为脉证相符，属顺证，易治。若失血阴虚之病，乃属里虚之候，应见不及之脉，反见牢实之脉，为脉证相反，不易治，故忌之。

濡（阴，即软字）

濡脉，极奥而浮细，如帛①在水中，轻手相得，按之无有（《脉经》），如水上浮沤②。

（帛浮水中，重手按之，随手而没之象。《脉诀》言：按之似有，举还无，是微脉，非濡也。）

【注释】

①帛（bó）：丝织品的总称。

②沤（ōu）：水中浮泡。

【白话解】濡脉的脉象极为无力而且位浅形细，就像丝织品漂浮在水面上一样，用手轻轻地可以摸到，稍一用力就摸不清楚了（《脉经》）。濡脉的脉象就像水面上的浮泡一样。

【按语】濡脉，《脉经·脉形状指下秘诀第一》言之为软脉，其体象特征"极软而浮细"。濡脉见于浮取，形体细而势软。如水浮沤等比喻形象地说明此脉轻取既得，可见其脉形按之随手即没的特点。

用帛浮于水面，手重按之即随手沉没来比喻，形象的阐明了濡脉的位浮、势软，不任重按的特点。《脉诀》所谓"按之似有举还无，是微脉，非濡也"，说法似不妥。在《脉经·脉形状指下秘诀第一》中言"弱脉，极软而沉细，按之欲绝指下"。体象描述与之接近，应是弱脉。

[体状诗]

> 濡形浮细按须轻，水面浮绵力不禁①。
>
> 病后产中犹有药，平人若见是无根。

【注释】

①禁（jīn）：承受，耐久。

【白话解】濡脉脉位浮而形细，切取须用轻指力。濡脉象水面上漂浮的丝棉一样不能耐受力量，所以指力要轻。病后或妇女产中见到濡脉尚有药可医，若无病之人突然到濡脉则是无根之脉，病情危重。

【按语】文中强调濡脉位浮、形细、无力的待点，诊脉时轻取清晰可辨，重按则模糊不清。历代医家的认识基本一致，《诊家枢要·脉阴阳类成》言濡脉："虚软无力，应手散细，如绵絮之浮水中，轻手若来，重手却去。"《诊家正眼·诊脉法象论》言："濡脉细软，见于浮分，举之乃见，按之即空。"《中医诊断学》新世纪教材综合归纳濡脉的体象为"浮细无力而软"。多因精血阳气亏虚所致，故久病或产后见濡，脉证相合，可用补益气血之药，预后尚好。若是一般似无病之人见濡脉，脉与证不符，可能为精气暴伤，预后凶险，但须四诊合参，不可断然。

［相类诗］

　　　　浮而柔细知为濡，沉细而柔作弱持。

　　　　微则浮微如欲绝，细来沉细近于微。

　　（浮细如绵曰濡，沉细如绵曰弱，浮而极细如绝曰微，沉而极细不断曰细。）

　　【白话解】 脉位浮浅、柔软而形细的脉为濡脉，脉位深沉、形细而柔软的脉为弱脉。微脉脉位浮而极为软弱，脉来欲绝，细脉为沉而细小近似于微脉。

　　【按语】 细、微、濡、弱四种脉象都具有脉形细而搏指无力的特点。所不同者，细脉虽脉细如线，但应指明显；微脉极细极软，若有若无，按之欲绝；濡脉浮而细软；弱脉沉而细软。濡脉与弱脉之脉形、至数和脉势相同，但脉位不同，前者脉位浮浅，后者脉位深沉。细脉脉形细而偏于中取、沉取。微脉极细极软，若有若无，按之欲绝。"微则浮微如欲绝，细来沉细近于微。"此说法稍有不妥，微脉与细脉没有脉位的限制，一般微脉中取偏沉可以触及，而沉取欲绝；细脉中取应指明显。

　　［主病诗］

　　　　濡为亡血阴虚病，髓海①丹田②暗已亏。

　　　　汗雨夜来③蒸入骨④，血山崩倒⑤湿侵脾。

　　　　寸濡阳微自汗多，关中其奈气虚何。

　　　　尺伤精血虚寒甚，温补真阴可起疴⑥。

　　　　（濡主血虚之病，又为伤湿。）

　　【注释】

　　①髓海：人体四海之一，指脑，脑为诸髓汇聚之处，故称"髓海"。

②丹田：人体部位或穴位名，脐下三寸，为男子精室、女子胞宫所在之处。

③汗雨夜来：指夜间汗出较多，即盗汗，多为阴虚所致。

④蒸入骨：即骨蒸潮热。

⑤血山崩倒：指妇女崩漏。非经期阴道大量出血。

⑥疴（kē）：病。"疴，病也。"（《说文》）

【白话解】濡脉多见于大量失血及阴虚之病。如脑髓空虚，精血暗耗，骨蒸盗汗，或崩漏之证皆可见濡脉。此外，濡脉可见于湿邪困脾之证。寸部脉濡，多为阳虚自汗，关部脉濡多为脾胃气虚，中气不足。两尺脉濡多为精血亏损，下元虚寒，须用温补之药补益元阴、元阳，才可治愈。

【按语】濡脉的临床意义，《诊家枢要·脉阴阳类成》言："为气血俱不足之候。为少气，为无血，为疲损，为自汗。为下冷，为痹。"《诊家正眼·诊脉法象论》言："濡脉主阴髓竭精伤。"《中医诊断学》新世纪教材归纳濡脉的临床意义为"多见于虚证或湿困"。解释濡脉的成因为"脉管因气虚而不敛，无力推动血行，形成松弛软弱之势；精血虚而不荣于脉，脉管不充，则脉形细小应指乏力。湿困脾胃，阻遏阳气，脉气不振，也可以出现濡脉"。

寸候心肺，寸濡乃心肺阳虚而自汗出。若濡脉见于右寸，为肺气不足表阳虚，当自汗。若左寸见濡，应为心营不足。濡见于关部，应分左右，左关濡，肝血亏损；右关濡，中气不足，或湿邪犯脾。两手脉濡，多为精血枯涸，元阳亏耗，注意阴中求阳，补阴以助阳。

弱（阴）

弱脉，极耎而沉细，按①之乃得，举手②无有（《脉经》）。

（弱乃濡之沉者。《脉诀》言：轻手乃得。黎氏譬如浮沤，皆是濡脉，非弱也。《素问》曰：脉弱以滑，是有胃气③。脉弱以涩，是谓久病。病后老弱见之顺④，平人少年见之逆⑤。）

【注释】

①按：诊脉的手法。指切脉时，手指用力较重甚至按到筋骨以体察脉象。

②举手：用轻指力切脉。

③有胃气：指脉有胃气。脉之胃气，表现为脉象不浮不沉，不快不慢，不强不弱，从容和缓，节律一致。

④顺：顺证，脉症相符为顺，如久病多虚可见微、细、弱等虚弱脉象为顺。

⑤逆：逆证，脉症不符为逆，如新病多实却见沉、细、微、弱等虚弱脉象为逆证。

【白话解】 弱脉是极其柔软而且沉细的脉，用重指力取脉，才能触及，轻指力取脉，就不能察觉了。

【按语】 弱脉指下细软无力，由于脉气无力推动，故轻取不应；由于精血亏少不能充盈脉道，故脉形细小软弱。故弱脉的特点是浮取不应，沉取细软。

弱脉与濡脉相类，均为细、软之脉。但弱脉沉，而濡脉浮，以此区别。弱脉与濡脉皆见于虚证，但弱脉偏于阳气虚衰，而濡脉精血亏虚甚于阳衰。《素问》所说："脉弱以滑，是有胃气"，是指弱脉尚带从容和缓之象，虽气血已伤，但谷气尚存，是"有胃气"之脉。又说："脉弱以涩，是谓久病。"是指弱之脉本为气、血、阳俱虚之候，若更兼涩脉，为虚损更重，必多见于久病正气耗伤者。病后及老弱者，形气皆弱，脉亦应见弱，此为脉证相应为顺；平人及年少之人，形气本应强盛，反见弱脉，为脉与形气不相应，谓之逆，其病难治。

[体状诗]

弱来无力按之柔①，柔细而沉不见浮。

阳陷入阴②精血弱，白头③犹④可少年愁。

【注释】

①按之柔：重指力取脉来柔软无力。

②阳陷入阴：阳气虚衰内陷阴血。

③白头：指年老之人。

④犹：尚，尚且。

【白话解】弱脉应指是无力的，用重指力虽能应指，但感觉得柔软而细小。因弱脉是柔细而沉的脉，所以浮取不应。弱脉多为阳气虚衰内陷阴血，病情加重的表现。此时病人精血极为虚弱。正常的老年人因精血逐渐虚衰，可出现弱脉；但少年出现弱脉就是患病的表现了。

【按语】弱脉的体象，《脉经·脉形状指下秘诀第一》言："极软而沉细，按之欲绝指下。"《诊家枢要·脉阴阳类成》言："极沉细而软，怏怏不前，按之欲绝未绝，举之即无。"《诊家正眼·诊脉法象论》言："弱脉细小，见于沉分，举之则无，按之乃得。"《中医诊断学》新世纪教材论述弱脉的体象是"沉细无力而软"。弱为沉细软之脉，浮取不应。弱脉多见于阳气虚衰、气血俱虚之证。老人与年轻人体质有异，气血盛衰有别，故老人见弱脉，多是自然衰老的表现。年轻人气血旺盛，若反见弱脉，则必有虚损。

[相类诗]

见濡脉。

[主病诗]

弱脉阴虚阳气衰，恶寒发热骨筋痿①。

多惊②多汗精神减③，益气调营④急早医。

寸弱阳虚病可知，关⑤为胃弱与脾衰。

欲求阳陷阴虚病，须把神门两部⑥推。

（弱主气虚之病。仲景曰：阳陷入阴，故恶寒发热。又云：弱主筋⑦，沉主骨⑧，阳浮⑨阴弱⑩，血虚筋急⑪。柳氏曰：气虚则脉弱，寸弱阳虚，尺弱阴虚，关弱胃虚。）

【注释】

①痿：病名。以四肢软弱无力为主症。

②惊：惊悸。多由受惊而致心悸。

③精神减：精神疲惫。

④调营：调补营血，即补血、养血。

⑤关：指关部脉弱。

⑥神门两部：指两手尺部脉。

⑦弱主筋：弱脉主病有精血不足，血虚可使筋脉失养，故言弱主筋。

⑧沉主骨：沉主里，骨为里，故言沉主骨。

⑨阴浮：寸脉浮，寸为阳。

⑩阴弱：尺脉弱，尺为阴。

⑪血虚筋急：血虚筋脉失养而致拘急之证。

【白话解】弱脉主阴虚或阳虚，多见恶寒、发热、筋骨痿弱等表现，或有惊悸、多汗、精神疲惫等症状。治疗必须及早补益正气、调补营血。

寸部脉弱，可知是阳虚证；关部脉弱，为脾胃虚弱；若要诊察阳陷阴虚证候，须根据两手尺部是否脉弱来推断。

【按语】 弱脉的临床意义，《脉经·平杂病脉第二》言："弱为虚为悸"。《诊家枢要·脉阴阳类成》言："由精气不足，故脉息痿弱而不振也。为元气亏耗，为痿弱不前，为痼冷，为关热，为泄精，为虚汗。"《中医诊断学》（新世纪）教材归纳为"阳气虚衰、气血俱虚"。血虚不能充盈于脉则脉细；阳气虚无力鼓动于脉则脉来沉软无力。故气血两虚和阳虚可致脉弱。阳虚则卫外不固而自汗，恶寒；阴伤无以填精益髓，濡养筋脉，则骨筋痿软；精气不足，故精神疲惫；均属气虚营伤，治宜以补气养血调营。

寸候心肺。右寸弱为肺气虚，多见气短自汗；左寸弱为心阳虚，多见惊悸，健忘。右关脉弱，常为脾胃衰弱，中阳不足，可见脘腹寒病，食少便溏等。左关脉弱，以主肝气不足，寒凝肝脉，而多见少腹疼痛等症。两尺候肾，两尺脉弱，多为真阳虚衰而下焦虚寒，或真阴不足，精血亏虚。

血依赖于气的推动，气弱则脉弱。《灵枢·寿夭刚柔》言："形充而脉小以弱者，气衰"。《伤寒论·辨脉法第一》中言："假令寸口脉微，名曰阳不足，阴气上入阳中，则洒淅恶寒也，曰：何谓阴不足？答曰：假令尺脉弱，名曰阴不足，阳气下陷入阴中，则发热也"。意即寸部候阳，寸部脉微则为阳气衰，阳衰则阴气独盛，阴盛则恶寒；尺部候阴，弱乃不足之脉，尺部脉弱为阴气不足，阴不足则阳气独盛，阳盛则发热。柳氏所言弱脉的主病及寸、关、尺分部的主病，符合临床，应予重视。

散（阴）

散脉，大①而散。有表无里②（《脉经》），涣漫不收③（崔氏），无统纪④无拘束，至数不齐，或来多去少，或去多来少。涣散不收，如杨花散漫之象（柳氏）。

（戴同父曰：心脉浮大而散，肺脉短涩而散，平脉也。心脉耎散，怔忡⑤；肺脉耎散，汗出；肝脉耎散，溢饮⑥；脾脉耎散，胻⑦肿，病脉也。肾脉耎散，诸病脉代⑧散，死脉也。《难经》曰：散脉独见则危。柳氏曰：散为气血俱虚，根本脱离之脉，产妇得之生，孕妇得之堕。）

【注释】

①大：指脉形宽大。

②有表无里：表，轻取。里，沉取。指散脉轻取应指，重按则不应。

③涣漫不收：涣，散漫，松懈；漫，无拘束；不收，脉气不敛。

④统纪：纲纪，条理。此为规矩约束之意。

⑤怔忡：指心悸之重症。

⑥溢饮：四饮之一。饮邪泛滥体表肌肤所致，症见肢体沉重疼痛，或肿或兼喘咳。

⑦胻（héng）：骨胫。

⑧代：指代脉。

【白话解】 散脉脉形宽大而散乱无力，浮取有脉，沉取则摸不到，散漫而不敛。脉搏次数不规律，脉搏起落亦不分明，有时好像在跳动，有时又好像不跳。它浮弱无力的程度，如同漫天飞舞的杨花，指下感觉浮散而乱。

【按语】 散脉表现"有表无里"，即散大无根。而又"至数不齐"，即脉律不匀。《诊家正眼·诊脉法象论》言："散脉浮乱，有表无里，中候渐空，按则绝矣。"

原注中"心脉软散"，是指左寸脉无力而散；为不足之脉，主心气大伤，心气伤则心神失主，故病心悸不宁；"肺脉软散"是指右寸脉无力而散，主肺气大虚，肺气虚表不能固，故病自汗出；"肝脉软散"是指左关脉无力而散，主肝气不足，不能疏脾则脾病，水液输运失常，浸淫肌肤，发为溢饮；"脾脉软散"是指右关脉无力而散，主脾胃之气大伤，脾气虚则水湿不运而趋于下，故病足胫肿；"肾脉软散"是指两尺部脉无力而散，主元气大伤，肾精耗竭，故病多凶险。《难经》及柳氏之言，从不同角度强调了散脉多系危重证候之脉。只有散脉见于孕扫临产之时，不可作病脉论。《脉经》言："妇人怀妊离经，其脉浮，设腹痛引腰脊，为今欲生也，但离经者，不病也"。若孕妇非临产时见散脉，则为气血大伤，胎元不固，多见堕胎。

[体状诗]

散似杨花散漫飞，去来无定至难齐。

产为生兆胎为堕，久病逢之不必医。

【白话解】散脉就像漫天飞舞的杨花一样，轻浮无力。或来或去没有规律，搏动的次数也不均匀。产妇出现散脉，是小儿将要出生的预兆。孕妇见散脉，有堕胎的可能。久病之后见到散脉，往往是正气衰竭，病情危重的表现，已经很难医治了。

【按语】散脉的体象，《脉经·脉形状指下秘诀第一》言：散脉"大而散。"《四言举要·脉诀》曰："虚甚则散，涣漫不收。"《诊家枢要·脉阴阳类成》言：散脉"按之满指，散而不聚，来去不明，漫无根底。"《诊家正眼·诊脉法象论》言："散脉浮乱，有表无里，中候渐空，按则绝矣。"总之，多认为散脉的体象浮散不聚，有表无里，至数不齐。《中医诊断学》新世纪教材归纳为"浮取散漫，中候似无，沉候不应，并常伴有脉动不规则，时快时慢而不匀（但无明显歇止），或脉力往来不一致。"教材对散脉体象的描述比较全面。古时多形容其为"散似杨花无定踪",形象地体现了散脉具有浮大而无根及脉律不齐的两个特点。孕妇将产出现散脉,古人称之为"离经",所谓离经,即气血失于经常之法度致脉散。关于散脉主堕胎,前已述及,不再赘述。久病见散脉均非佳兆,或为气血耗散,或脏腑气绝,成为阴阳不敛,或为心气耗散。"不必医"是指散脉的出现,提示病情危重,预后不良。

[相类诗]

散脉无拘散漫然,濡来浮细水中绵。

浮而迟大为虚脉,芤脉中空有两边。

【白话解】散脉的脉象呈现出浮散而毫无约束、散乱的样子;濡脉是浮细而无力的,如水上漂浮之绵;虚脉是浮大而迟的;芤脉是中间摸不到脉,而两边有脉的。

【按语】散脉与濡、虚、芤三脉均具有脉位浮的特点,其各有不同。散脉浮大而无根,且脉律不齐。濡脉虽浮,然形细、无力,恰如水中浮绵。虚脉虽然浮大,但至数略迟,三候无力,并非无根。芤脉亦浮,指下中空,脉管两边尚有脉动,如按葱管,和散脉之无根,至数无伦者绝不相同。四者仅脉位浮相似,其形、势、节律等方面均有不同。

[主病诗]

左寸怔忡右寸汗,溢饮左关应软散。

右关软散胻跗①肿,散居两尺魂应断。

【注释】

①胻跗(héng fū):胻,小腿;跗,古同"趺",指足。

【白话解】左寸脉散,为心病心悸怔忡;右寸脉散,为肺病表虚多汗。左关脉散，为饮邪停于四肢的溢饮；右关脉散无力，为脾虚腿脚浮肿。两尺脉散，为脉已无根，病情危重。

【按语】 散脉的临床意义，《诊家枢要·脉阴阳类成》言：散脉"为气血耗散，脏腑气绝。主虚阳不敛，又主心气不足。"《诊家正眼·诊脉法象论》言："散为本伤，见则危殆。"《中医诊断学》新世纪教材归纳为"多见于元气离散，脏腑精气衰败，尤其是心、肾之气将绝的危重病证。"李中梓在《诊家正眼·诊脉法象论》中言："盖散为肾败之征……肾脉本沉，而散脉按之不可得见，是先天资始之根本绝也。"强调散脉主元气离散。肾之元气离散，先天之根本将绝，脏气亦随之衰竭，脉气无以为继而浮散于外，致使脉动浮散无根，应指散漫无力，至数不齐，脉力不匀，如柳絮漫舞之状。

细（阴）

细脉，小于微[①]而常有，细直而耎，若丝线之应指（《脉经》）。

（《素问》谓之小。王启玄言如莠蓬[②]，状其柔细也。《脉诀》言：往来极微，是微反大于细矣，与《经》相背。）

【注释】

①小于微：应为"小大于微"（《脉经·脉形状指下秘诀第一》）。

②莠（yǒu）蓬：莠，指一种有害于农作物生长的杂草。蓬，蓬草，一种茎细而软的杂草。

【白话解】 细脉脉势稍大于微脉，比微脉常见。它的形态细直而无力，如丝线接应于指下。

【按语】 细脉之名，最早见于《内经》《素问·脉要精微论》言:"细则气少"。也称作小脉,如《素问·脉要精微论》言:"脉小,色不夺考,新病也。"细与小含义相同。

[体状诗]

细来累累细如丝,应指沉沉无绝期①。

春夏少年俱不利,秋冬老弱却相宜。

【注释】

①无绝期:没有断绝的时间。引申为脉接连不断的跳动。

【白话解】细脉的搏动连续不断,形细如丝。应指隐隐地没有断绝的时候。在春夏两季及少年人身上见到细脉,为身体异常的表现。秋冬两季及年老体弱的人,气血不足,脉象细小,是相称的表现。

【按语】细脉的体象,古代医家论述大致相同。《脉经·形状指下秘诀第一》言:细脉,"小大于微,常有,但细耳。"《诊家枢要·脉阴阳类成》言:细脉"微渺也。指下寻之,往来微细如线。"综合所论,脉细如线,但应指明显的脉象,即为细脉。

脉乃血之府,阴血亏虚不能充盈脉管,故细脉形细如线。细脉不仅阴血不充,阳气亦常不足。春、夏阳气当旺,脉应浮大,少年人气血正盛,脉亦应之,若反见细脉,知其气血已衰,故属不利。秋、冬阴盛阳藏,人体气血潜伏于里,脉应沉而细小。年老体弱者,气血不足,脉见细小是形气相应,故言相宜。

[相类诗]

见微、濡。

[主病诗]

细脉萦萦①血气衰，诸虚劳损七情乖②。

若非湿气侵腰肾，即是伤精汗泄来。

寸细应知呕吐频，入关③腹胀胃虚形。

尺逢④定是丹田冷，泄痢遗精号脱阴⑤。

（《脉经》曰：细为血少气衰。有此证则顺，否则逆。故吐衄⑥得沉细者生⑦。忧劳过度者，脉亦细。）

【注释】

①萦萦（yíng）：缭绕、缠绕之意，此指连续不断。

②七情乖：七情，指喜、怒、忧、思、悲、恐、惊七种情志活动。情志活动是一种正常的生理表现，同时也是致病的因素。乖，不顺，不和谐。此处指失调。

③入关：关部出现细脉。

④尺逢：尺部出现细脉。

⑤脱阴：阴液枯竭。

⑥衄（nù）：指出血。包括鼻衄、齿衄、肌衄等

⑦生：生存。此处指病情预后较好。

【白话解】细脉连续不断是由于气血衰败引起，多出现在各种虚劳病中。这些病往往是由于情志过急，七情失和所致。细脉的主病除此以外，还可因湿气侵害腰肾，或是有伤精、自汗或盗汗等证。

寸部脉细，应该知道病人常呕吐不止；关部脉细，可能为腹胀胃虚；尺部脉细，一定是丹田虚寒，或者是泄痢、遗精以及阴血大伤的脱阴等证。

【按语】细脉的主病，《外科精义·论脉证名状二十六种》言："其主亡阳衰也。"《诊家正眼·诊脉法象论》言："细主

气衰，诸虚劳损。"《中医诊断学》新世纪教材归纳为"多见于气血两虚、湿邪为病"。至于邪气闭阻气机所致的痛极，由于邪气内伏，脉气不得宣通，脉动沉潜于骨，乃是伏脉，亦非细脉。故细脉不主伤寒和痛甚。就临床意义而言，细脉主气血两虚，诸虚劳损和湿病。亦可见于健康人。气血两虚和诸虚劳损，脉道失于充盈，鼓动乏力，故脉细而无力。湿邪为病，由于湿性黏腻，困遏脉道，脉气鼓动受到阻抑，致脉形变细，但脉动必然应指有力。某些健康人由于先天禀赋的缘故，可与生俱来，六脉沉细等同而无疾病，此即所谓的六阴脉，是脉形的生理性变异而非病脉。

邪在胸脘膈间常致呕吐，病位在上，故寸脉应之。久吐伤津，故寸脉必细。夫脉细主脾胃气虚。尺以侯肾，尺以候下，两尺脉细，多主阴阳两衰。若为下元虚寒，则多见少腹冷痛、寒疝久痢等证。若为阴伤，则多见于肾虚精伤的脱阴证。

伏（阴）

伏脉，重按着①骨，指下裁②动（《脉经》）。脉行筋下（《刊误》）。

（《脉诀》言：寻之似有，定息③全无，殊为舛谬④。）

【注释】

①着（zhuó）：到达，触及之意。

②裁：通"才"，刚刚，方才。

③定息：平静呼吸，全神贯注之意。

④舛（chuǎn）谬：外，违背常理，不符合。舛谬，意为错误。

【白话解】切取伏脉要用重指力，重按至骨才能感觉到搏动（《脉经》）。伏脉是脉象搏动于筋脉之下（《刊误》）。

【按语】伏是会意字，从人，从犬。意指人像狗那样地匍匐着。本义为：俯伏，趴下。就脉象而言有脉位极深、隐伏不见的意思。"重按着骨"说明该脉象的特殊性，须重按推筋着骨寻找。"脉行筋下"意指脉行部位之深。

[体状诗]

伏脉推筋着骨寻，指间裁动隐①然深。

伤寒欲汗阳将解，厥逆②脐疼证属阴。

【注释】

①隐：隐，藏匿，不显露。

②厥逆：病证名。指四肢逆冷（手脚冰凉，手冷过肘，足冷过膝），多由阴寒内盛格阳于外所致。

【白话解】伏脉必须用重指力按压至骨，循骨推动筋肉去体察，这时才能觉察到隐隐而动，脉位是非常深的。伤寒见到伏脉为阳气振奋，欲汗出而解之象。四肢厥冷，脐腹冷痛时见伏脉，属阴寒之证。

【按语】伏脉的体象，《脉经·脉形状指下秘诀第一》言：伏脉"极重指按之，著骨乃得。"《景岳全书·正脉十六部》言："伏脉，如有如无，附骨乃见。"《诊家正眼·诊脉法象论》言："伏为隐伏，更下于沉，推筋着骨，始得其形。"《中医诊断学》新世纪教材归纳伏脉的体象为："重按推筋按骨始得，甚则暂伏而不显。"伏脉隐伏于筋下骨上，用重指力按至骨骼、推动筋肉，方可触到脉搏跳动。伤寒证表邪为患，多位阳气为邪所遏而内伏，待阳气振奋宣通，足以祛邪之时，可汗出而解。若四肢厥逆，脐腹冷疼，多为阴寒内盛，阳气虚衰，阴盛格阳之证。

[相类诗]

见沉脉。

[主病诗]

伏为霍乱吐频频，腹痛多缘宿食停。

畜①饮老痰成积聚②，散寒温里莫因循③。

食郁④胸中双寸伏，欲吐不吐常兀兀⑤。

当关⑥腹痛困沉沉，关后疝疼还破腹⑦。

（伤寒，一手脉伏曰单伏，两手脉伏曰双伏，不可以阳证见阴⑧为诊。乃火邪内郁，不得发越，阳极似阴⑨，故脉伏，必有大汗而解。正如久旱将雨，六合阴晦，雨后庶物皆苏之义。又有夹阴伤寒⑩，先有伏阴在内，外复感寒，阴盛阳衰，四脉厥逆，六脉沉伏，须投姜附及灸关元，脉乃复出也。若太溪⑪、冲阳⑫皆无脉者，必死。《脉诀》言：徐徐发汗。洁古以附子细辛麻黄汤主之，皆非也。刘元宾曰：伏脉不可发汗。）

【注释】

①畜：通"蓄"。蓄饮，指水饮积聚。

②积聚：泛指腹内肿块。其中，肿块推之不移，痛有定处者为积，病属血分；肿块推之可移，或痛无定处，聚散不定者为聚，病属气分。

③因循：沿袭、遵循之意。

④食郁：六郁之一。饮食积滞所致脘腹胀满、嗳气酸腐、厌食、大便不调等症。六郁包括：气郁、血郁、痰郁、湿郁、火郁、食郁。

⑤兀兀（wù）：昏沉，此指昏昏沉沉的样子。

⑥关：关部。

⑦破腹：形容疼痛的剧烈程度。

⑧阴：此指属阴的脉象。

⑨阳极似阴：热病发展到极期，可出现一些假象。即真热假寒证。

⑩夹阴伤寒：病名。由于阴盛于里，后复感寒邪，内外皆寒，形成阴寒内盛的病证。

⑪太溪：穴位名。位于足内踝尖与跟腱水平连线的中点处，属少阴肾经。

⑫冲阳：穴位名。位于足背最高处，动脉应手处，属阳明胃经。

【白话解】伏脉主霍乱，呕吐频发不止；也可见于腹痛，多因饮食积滞；水饮内停，顽痰内蕴，日久易成积聚之病，可出现伏脉。治疗须辨证施治，不可固守温里散寒一法。

伏脉见于两寸，主食郁胸中，症见想吐而吐不出，头目昏昏沉沉。伏脉见于关部，主腹痛身体困重。伏脉见于关后尺部，则主腹痛剧烈。

【按语】伏脉的临床意义，《脉经·平杂病脉第二》言："伏者霍乱。"《活人书·问七表》曰："伏主物聚。"《诊家枢要·脉阴阳类成》言：伏为"阴阳潜伏，关膈闭塞之候。为精聚，为瘕疝，为食不消，为霍乱，为水气，为营卫气闭而厥逆。"《景岳全书·正脉十六部》言：伏为"阴阳潜伏阻隔闭塞之候。或火闭而伏，或寒闭而伏，或气闭而伏。为痛极，为霍乱，为疝瘕，为闭结，为气逆，为食滞，为忿怒，为厥逆水气。"《中医诊断学》新世纪教材归纳伏脉的临床意义为"常见于邪闭、厥病和痛极的病人"邪闭，即邪气阻闭气机，应属病机，而不是一种病证。厥证和痛极则分别是邪气闭阻气机所出现的疾症。伏脉主要由邪闭所致的各种病证。文中霍乱一病多为感受秽浊之气，具有剧烈吐泻，腹痛等症状的肠胃疾病。与宿食停滞之腹痛，皆有经气阻滞、气血壅遏的病机，故均可见伏脉；饮邪或停于心下或停于两胁等部位，或老痰固结，气阻血瘀水停而成癥瘕积聚，其邪气内闭，阳气为之困顿，脉气亦伏而不出。痰饮为阴邪，须用温里散寒之法，但须探究病机，辨证论治，不可见伏脉而恪守一法为治，因证可选用理气、活血、化痰、散结、消食等方法。

寸关尺三部分候人体上中下三焦。两寸脉伏，病在胸膈，可见于气机不利，食滞不消的食郁证。两关脉伏，病在于脘腹，中阳为邪所遏，失于运达，腹因疼沉隐。两尺脉伏，病在于下焦，可由寒凝肝脉而见疝痛剧烈。总之，脉伏多为邪气内闭，常由气闭、寒闭、火闭、食郁湿阻而致，临床可参考辨识。

动（阳）

动乃数脉，见于关上下①，无头尾，如豆大，厥厥②动摇。（仲景曰：阴阳相搏名曰动，阳动③则汗出，阴动④则发热，形冷恶寒，此三焦伤也。成无己⑤曰：阴阳相搏，则虚者动，故阳虚则阳动，阴虚则阴动。庞安常⑥曰：关前三分为阳，后三分为阴，关位半阴半阳，故动随虚见。《脉诀》言：寻之似有，举之还无，不离其处，不往不来，三关沉沉。含糊谬妄，殊非动脉。詹氏言其形鼓动如钩、如毛者，尤谬。）

【注释】

①上下："上"指关前寸部；"下"指关后尺部。

②厥：短，缺。此处形容动脉脉体短小的样子。

③阳动：寸为阳，"阳动"即寸部见动脉。

④阴动：尺为阴，"阴动"即尺部见动脉。

⑤成无己：金代医家。著有《注解伤寒论》。

⑥庞安常：宋代医家。著有《伤寒总病论》。

【白话解】动脉属数脉类，见于关部上下，脉位短小，无头无尾不及寸、尺两部，象豆子大小一样，应指明显，动摇不止。

【按语】动，与"静"相对，有摇动，震动，移动之意。动脉属数脉类，其体短形圆如豆而见于关位。至于是否仅见于关上，说法不同。从实践中看，尺寸并非没有，只是尺部寸部脉动部位偏沉而已。

一般情况下，正常人阴阳和调，气血相随，则脉来柔匀平缓。若气血失和，阴阳相击，则脉来厥厥而动。即为仲景所言"阴阳相搏，名曰动"。至于"阳动则汗出，阴动则发热"一语，成无己谓："阳虚则阳动，阴虚则阴动"，以关前为阳，主汗出，关后为阴主发热。庞安常所说："关前三分为阳者乃寸位，关后三分为阴者乃尺位，因为阳虚则寸动，阴虚则尺动"。《脉诀》谓"寻之似有，举之还无"，应属弱脉，非动脉。又言"不离其处，不往不来，三关沉沉"。说法含糊不清。詹氏所言，指"动"为洪为浮，是非常错误的。

[体状诗]

　　　　动脉摇摇数在关，无头无尾豆形团①。

　　　　其原本是阴阳搏，虚者摇兮胜者安。

【注释】

①团：即圆。

【白话解】动脉摇动不止，脉率较快，见于关部，指下无头无尾象圆圆的豆粒一样跳动。动脉出现的原因为阴阳两气相搏结，虚者则摇动，胜者则安定。

【按语】动脉的体象，《脉经·脉形状指下秘诀第一》言："见于关上，无头尾，大如豆，厥厥然动摇。"后世医家则从其说。《外科精义·论脉证名状二十六种》言："动脉之诊，见于关上，无头尾，如豆大，厥厥然而动摇者是也。"若动脉只见于关部的说法不妥。若尺部无脉，为无根之脉，病情危重，而非痛证，惊证所能同论。明代李中梓《诊家正眼·诊脉法象论》对动脉的论述更为严谨："动之为义，以厥厥动摇，急数有力得名也。两头俯下，中间突起，极与短脉相类。"指出动脉虽然脉搏跳动关部明显，但尺寸并非没有，只是尺部寸部脉动部位偏沉而已。同时还指出："关前为阳，关后为阴。故仲景云：阳动则汗出。分明指左寸之心，汗为心之液；右寸之肺主皮毛，而司腠理，故汗出也。又曰：阴动则发热。分明指左尺见动为肾水不足，右尺见动为相火虚炎，故发热也。因是而知旧说言动脉只见于关上者，非也。"《中医诊断学》新世纪教材论述动脉体象为"见于关部，滑数有力。具有短、滑、数三种脉象的特点。"理解为关部明显更为妥当。动脉和短脉，皆是"两头俯下，中间突起。"即用同样的指力，关部脉搏跳动明显而尺部、寸部脉动显现部位偏沉。但二者的区别在于：短脉属阴，不数不滑；而动脉属阳，兼有滑、数之象，临床实践中可体察之。

[主病诗]

动脉专司①痛与惊，汗因阳动热因阴。

或为泄痢②拘挛病，男子亡精③女子崩④。

（仲景曰：动则为痛为惊。《素问》曰：阴虚阳搏，谓之崩。又曰：妇人手少阴脉动甚者，妊子也。）

【注释】

①专司：专，专门；司，主管，掌管。

②泄痢：泄，腹泻；痢，痢疾。

③亡精：也称"失精"。精液亡失。

④崩：指妇女不在行经期间，阴道突然大量出血的一种妇科病，又称崩中。

【白话解】 动脉专主疼痛与惊恐。也见于阳气不足之汗出，阴液亏虚之发热。泄痢，拘挛，男子亡精，女子崩中等病，也可出现动脉。

【按语】 动脉的临床意义，《脉经·平杂病脉第二》首先提出："动为痛为惊。"《诊家枢要·脉阴阳类成》言："动为痛，为惊，为虚劳体痛，为崩脱，为泄痢。"《诊家正眼·诊脉法象论》言"动脉主痛，亦主于惊。"《中医诊断学》（新世纪）教材综合归纳动脉主病为"常见于惊恐、疼痛等症"。因惊则气乱，痛则阴阳不和，气为血阻，故致脉行躁动不安而见动脉。这是目前中医界所认同的。但是，文中所说的阳动、崩中、阴虚发热等在临床也可见到动脉。故动脉的临床意义除主痛与惊外，亦可见于阴虚发热，心阳虚衰及血虚重证。

《伤寒论》《金匮要略》中多处提到动脉主痛主惊，《脉经》多予收载。后世医家均从其说。动脉主崩之说，来于《内经》，因为《素问》言崩证的病机为"阴虚阳搏"，故崩者可见动脉。动脉在正常的妊娠期间，出现左寸部脉动明显，为血聚旺盛以养胎之象。

促（阳）

促脉，来去数，时一止①复来（《脉经》）。如蹶②之趣③，徐疾不常④（黎氏）。

（《脉经》但言，数而止为促，《脉诀》乃⑤云：并居寸口，不言时止者，谬矣。数止为促，缓止为结，何独寸口哉！）

【注释】

①时一止：时有歇止，指促脉脉律不齐，脉搏搏动中出现歇止。

②蹶（jué）：倒下，跌倒。

③趣：通"趋"，快走之意。蹶之趣，指促脉好像急走之人偶然跌倒的样子。

④徐疾不常：徐，慢慢地。此处指促脉在搏动中有间歇的情况。疾，急速。不常，不均匀，不规律。

⑤乃：竟然，居然。

【白话解】促脉的脉象为脉来急数，时有歇止，随即恢复跳动（《脉经》）。促脉就像快步行走之人时而摔倒一样，快慢没有规律（黎氏）。

【按语】促脉，脉率较快，但时有歇止，歇止没有规律。"如蹶之趣"，形象地体现了促脉的脉律不匀的特点。

［体状诗］

促脉数而时一止，此为阳极①欲亡阴②。

三焦郁火炎炎盛，进必无生退可生。

【注释】

①阳极：阳热极盛。

②亡阴：指体内阴液严重耗损而欲竭，以身灼烦渴、唇焦面赤、脉数疾、汗出如油为主要表现的危重证候。

【白话解】促脉的脉来急数，时有歇止，这是阳热极盛，阴液即将耗竭之象。三焦郁火旺盛，阳热内炽，若歇止次数增加则病情加重，很难治疗；若歇止次数减少则病情缓解，预后较好。

【按语】促脉的体象，《脉经·脉形状指下秘诀第一》言：促脉"来去数，时一止复来。"《诊家枢要·脉阴阳类成》言：

"脉来数，时一止复来者，曰促。"《诊家正眼·诊脉法象论》言："促为急促，数时一止，如趋而蹶，进则必死。"《中医诊断学》（新世纪）教材归纳为"脉来数而时有一止，止无定数。促脉的脉象特点是脉率较快且有不规则的歇止。"符合当前的认识。促脉所主之病则为阳极阴衰的火热炎盛之证，从歇止的次数的增减可预知病势的进退。

[相类诗]

见代脉。

[主病诗]

促脉惟将火病^①医，其因有五^②细推之。

时时喘咳皆痰积，或发狂斑与毒疽。

（促主阳盛之病。促、结之因，皆有气、血、痰、饮、食五者之别。一有留滞，则脉必见止也。）

【注释】

①火病：火热内盛的病证。

②其因有五：导致火热内盛的有五个常见原因，即气、血、痰、饮、食。

【白话解】促脉常是火热内盛的表现，其原因有气、血、痰、饮、食五种，须仔细推敲辨别。若经常咳喘的，多因痰湿积滞；若精神躁狂，皮肤发斑，或出现毒疽的，多为邪气化火所致。

【按语】促脉的临床意义，《活人书·问结脉促脉代脉》言："主积聚，气痞忧思所成。"《诊家枢要·脉阴阳类成》言：促脉"阳独盛而阴不能相和也。或怒气逆上，亦令脉促。促为气涌，为狂冈，为瘀血发狂。又为气、为血、为饮、为食、为痰。盖先以气热脉数，五者或有一留滞其间，则因之而

113

为促。"《诊家正眼·诊脉法象论》言："脏气乖违，则稽留凝泣，阻其运行之机，因而歇止者，其止为轻。若真元衰惫，则阳弛阴涸，失其揆度之常，因而歇止者，其止为重。……或因气滞，或因血凝，或因痰停，或因食壅，或外因六气，或内因七情，皆能阻遏其运行之机，故虽当往来急数之时，忽见一止耳。"《中医诊断学》（新世纪）教材归纳为"多见于阳盛实热，气血痰饮宿食停滞；亦主脏气衰败"。结合临床实际来看，促脉的常见四种情况：一是阳盛实热伴实邪阻滞；二是肾气衰惫；三是心气、心阳虚衰；四是药物中毒。邪实是指气滞、血瘀、痰饮、食积。同时亦指出因脏气衰败，阴液亏耗，真元衰惫，致气血运行不相顺接，亦可出现促脉。阳热亢盛，迫血运行加速则脉数疾。气滞、血瘀、痰浊、水饮、食积等阻滞，脉气时有不续，故脉来时有一止而形成促脉。文中仅强调了促脉主热主实的一面，稍有不足。而李中梓在《诊家正眼》中对促脉临床意义的论述切合临床实际，较为全面。

结（阴）

结脉，往来缓，时一止复来[1]（《脉经》）。

（《脉诀》言：或来或去[2]，聚而却还[3]。与结无关。仲景有累累如循长竿[4]曰阴结[5]，蔼蔼[6]如车盖曰阳结[7]。《脉经》又有如麻子动摇[8]，旋引旋收[9]，聚散不常[10]者曰结，主死。此三脉，名同实异也。）

【注释】

①复来：脉搏歇止之后又恢复搏动。

②或来或去：指脉动乍疏乍密。

③聚而却还：脉气聚于一处则脉动，脉动时一止，止而复还。

114

④累累如循长竿：累累，连续不断。指下脉动连续不断，如循长竿之节。形容脉象沉迟而强硬。

⑤阴结：病证名。指脾肾虚寒所致的大便秘结。临床表现为，病人多体质虚弱，大便多日不解，虽有便意，但难于排出腹中一般没有胀满感觉，四肢不温，小便清长，舌质淡，苔薄白脉多沉迟。

⑥蔼蔼（ǎi）：指脉象浮数上拥。程郊倩注："形容其浮数中有拥上之象。"

⑦阳结：证名。即热结。指邪热入胃，大便燥结的阳明腑实证，其脉浮而数。

⑧如麻子动摇：指脉体细小而散乱。

⑨旋引旋收：指脉体收紧、拘急、挛缩。

⑩聚散不常：脉来无规律可言。

【白话解】 结脉往来缓慢，时有歇止，歇止后又恢复跳动（《脉经》）。

【按语】 结字本有阻滞的含义，脉气阻滞不畅而有停歇故名。《脉诀》所谓或来或去，聚而却还，属乍疏乍密，虽或时有一止，但非缓止之结。仲景所言"阳结""阴结"，非指结脉，应为证名。在《伤寒论·辩脉法第一》中言："其脉浮而数，能食，不大便者，此为实，名曰阳结也。……其脉沉而迟，不能食，身体重，大便反硬，名曰阴结也"。《脉经》之"麻子动摇，旋引旋收，聚散不常"意指体细小而乱，收紧而急促，脉律不匀，为阴阳决绝之象，故多病危。以上三者均非结脉，虽然都提到结，然其含义不同。

[体状诗]

> 结脉缓而时一止，独阴偏盛欲亡阳①。
>
> 浮②为气滞沉③为积，汗④下⑤分明在主张。

【注释】

①亡阳：指体内阳气极度衰微而欲脱，以冷汗淋漓，四肢厥冷，面色苍白，脉微欲绝等为主要表现的危重证候。

②浮：此指脉结而兼有浮。

③沉：此指脉结而兼有沉。

④汗：即"汗法"，清代程钟龄概括的八法之一。是通过发汗解表、宣肺散邪的方法，使在表的六淫之邪随汗而解的一种治法。

⑤下：即"下法"，清代程钟龄概括的八法之一。是通过荡涤肠胃、排出粪便的方法，是停留在肠胃的有形积滞从大便而出的一种治法。

【白话解】 结脉脉来缓慢，时有歇止，是阴寒内盛，阳气将脱之象。脉浮而结的多为气滞，脉沉而结的多为积聚，脉浮者宜用汗法，脉沉者宜用下法，要辨证清楚，随证施治。

【按语】 结脉的体象，《脉经·脉形状指下秘诀第一》言：结脉"往来缓，时一止复来。"《诊家枢要·脉阴阳类成》言："脉来缓，时一止复来者，曰结。"《诊家正眼·诊脉法象论》言："结为凝结，缓时一止，徐行而息，颇得其旨。"《中医诊断学》新世纪教材归纳为"脉来缓慢，时有中止，止无定数"。结脉多由阴寒偏盛，脉气凝滞，故脉来缓慢。痰湿、气结、瘀血等阻滞心阳，故时有一止。风寒外袭，病位在表，故其脉浮；邪气内积，病位在里，故其脉沉。结脉之因，一是虚；二是滞。

[相类诗]

见代脉。

[主病诗]

结脉皆因气血凝，老痰①结滞苦沉吟②。

内③生积聚外④痈肿，疝瘕为殃病属阴。

（结主阴盛⑤之病。越人曰：结甚⑥则积甚，结微⑦则气（积）微⑧，浮结外有痛积⑨，伏结⑩内有积聚。）

【注释】

①老痰：顽痰，久而不化之痰。

②苦沉吟：因疾病之痛苦而发出呻吟。

③内：指体内。

④外：指体表。

⑤阴盛：阴气过盛，阳气不足。

⑥结甚：脉歇止频繁发作。

⑦结微：脉歇止相对较少。

⑧气微：气，指邪气。邪浅而病轻。

⑨痛积：疼痛和气机阻滞。

⑩伏结：脉伏而结。

【白话解】结脉都是因气血凝滞不畅所致。老痰结滞，不通而痛，令患者因病痛而呻吟。结脉还可见于体内的积聚与肌表的痈肿，以及疝气等属阴的病证。

【按语】结脉的临床意义，《活人书·问结脉促脉代脉》言：结脉"主胸满烦躁。"《诊家枢要·脉阴阳类成》言：结脉"为癥结，为积聚，为七情所郁。"《诊家正眼·诊脉法象论》言："结属阴寒，亦由凝积。"又言："浮结者，外有痛积；伏结者，内有积聚。故知结而有力者，方为积聚。结而无力者，真气衰弱。"《中医诊断学》新世纪教材归纳为"多见于阴盛气结，寒痰血瘀，亦可见于气血虚衰。"从临床来看，结脉的临床意义可以概括成三点：阴盛气结，心肾虚衰，药物中毒。其形成机制多为痰饮，瘀血，食积，寒邪等阴邪内盛，阻滞气机，气机结滞不畅，致脉气时有不续，故脉来缓而时一止。

代（阴）

代脉，动而中止，不能自还^①，因而复动（仲景）。脉至还入尺^②，良久方来（吴氏）。

（脉一息五至，肺、心、脾、肝、肾五脏之气，皆足五十动而一息，合大衍之数^③，谓之平脉。反此则止^④乃见焉，肾气不能至^⑤，则四十动一止；肝气不能至，则三十动一止。盖一脏之气衰，而他脏之气代至^⑥也。《经》曰：代则气衰。滑伯仁曰：若无病，羸^⑦瘦脉代者，危脉也。有病而气血乍损^⑧，气不能续者，只为病脉。伤寒心悸脉代者，复脉汤主之。妊娠脉代者，其胎百日。代之生死，不可不辨。）

【注释】

①自还：脉搏停止搏动后又自行恢复。

②还入尺：脉气又回到了尺部。

③大衍之数：衍，即演，谓用大数以演卦。《易经·系辞上》云："大衍之数五十"，后称五十为大衍之数。

④反此则止：不合大衍之数而脉见歇止为代脉。

⑤不能至：至，到，到达。指脏腑气衰，反映于脉则见歇止。

⑥他脏之气代至：指脏腑气衰，脉见歇止，止后良久，脉复动。

⑦羸（léi）：即羸弱，瘦弱、衰弱之意。

⑧气血乍（zhà）损：乍，刚刚开始，起初。指气血初受损。

【白话解】 代脉的脉象，搏动中忽然有歇止，不能恢复。歇止较长时间后，又开始搏动（仲景）。似乎脉刚来就缩回入尺部，待好久才来。

【按语】 代脉搏动中有歇止，而且歇止时间较长。"脉至还入尺"是描述代脉中的歇止，像是脉气又缩回尺部，此时寸关尺皆不应指，许久之后又重新搏动。

在一息之呼气时脉跳两次，吸气时脉又跳两次，呼吸定息脉跳一次，此谓一息脉五至。如果脉搏动五十次而无歇止，表明肺心脾肝肾五脏之气皆足，谓之合大衍之数。这样的脉方称作平脉。若不合大衍之数，则乃见歇止，谓之脏气衰。李中梓云："五脏和者气脉长，五脏病者气脉短，观此一脏无气者，必先乎肾……皆远而近，以次而短，则肾及肝，由肝及脾，由脾及心，由心及肺"。所以文中谓四十动一止，肾气衰不能至；三十动一止肝气衰不能至……由于脏气衰，不能至反映于脉则见歇止，止后良久，脉复动，谓他脏之气"代至"。故《内经》谓代脉主脏气衰。代脉虽主脏气衰微，主病危险，但须具体情况具体分析。滑伯仁提到，若其人原似无病，然身体瘦弱，又见代脉则属脏气衰，预后必不良。倘伤寒损伤心气，可用复脉汤。妊娠百日恶阻较重，脉气不能接续而见代脉，若恶阻逐渐减轻或消除，脉气自能恢复。

[体状诗]

> 动而中止不能还，复动因而作代看。
>
> 病者得之犹可疗，平人却与寿①相关。

【注释】

①寿：指寿命。

【白话解】 脉象在搏动中歇止，不能立即恢复，稍久又恢复搏动，故称代脉。在患病的时候出现代脉，并不一定严重，还可以治愈。若平人出现代脉，情况较为严重，预后不良，可能寿命缩短。

【按语】《内经》中代脉有二种认识：一是与脾对应的脉象。《素问·宣明五气》言："五脉应象：肝脉弦，心脉钩，脾脉代，肺脉毛，肾脉石，是为五脏之脉。"唐·王冰释：

"代，软而弱也。"《素问·平人气象论》言："长夏胃微软弱曰平，弱多胃少曰脾病，但代无胃曰死。"清·高士宗释："代，软弱之极也。"提到的代脉是软而弱的脉象，即脾的正常脉象。二是有歇止的脉象。《素问·脉要精微论》言："数动一代者，病在阳之脉也。"唐·王冰释："代，止也。"《脉经·卷一·脉形状指下秘诀第一》中的描述是"代脉，来数中止，不能自还，因而复动。"而在《脉经·卷五·扁鹊诊诸反逆死脉要诀第五》中又言："脉五来一止，不复增减者死，经名曰代。何谓代？脉五来一止也。"可以看出王叔和将代脉分为两种：一是脉数而时有一止；二是止有定数。唐带孙思邈《备急千金要方·卷二十八·平脉》言"指下形状第三"和"扁鹊诊诸反逆死脉要诀第十四"中亦分别说："代脉来数中止，不能自还，因而复动。脉代者死。""脉五来不复增减者死，经名曰代。何谓代？脉五来一止也。脉七来，是人一息，半时不复增减，亦名曰代，正死不疑。"《诊家枢要·脉阴阳类成》中说："代，更代也。动而中止，不能自还，因而复动，由是复止，寻之良久，乃复强起，为代。"李中梓《诊家正眼·诊脉法象论》言："代为禅代，止有常数，不能自还，良久复动。"较为全面，沿袭至今。《中医诊断学》（新世纪）教材在此基础上归纳为"脉来一止，止有定数，良久方还。"文中提到"平人却与寿相关"需在临床中注意，有些人自觉无病而见代脉则多属脏衰，常为危重病的先兆，注意提防。

[相类诗]

数而时止名为促[①]，缓止须将结脉呼。

止不能回[②]方是代，结生代死[③]自殊涂[④]。

（促、结之止无常数[⑤]，或二动、三动，一止即来。代脉之止有常数，必依数而止⑥，还入尺中，良久方来也。）

【注释】

①促：指促脉。

②止不能回：脉跳有歇止，且时间较长。

③结生代死：两脉主病的预后不同，结脉主生，代脉主死。

④涂：通"途"，道路。

⑤常数：指脉来歇止有规律性。

⑥依数而止：指代脉有规律的歇止，若十动一止，则十动必歇止。

【白话解】 脉率快且时有歇止的为促脉；脉率慢且时有歇止为结脉；搏动中有歇止，不能恢复的为代脉。一般结脉病情较轻，预后较好，代脉病情较重，预后不良，二者病情明显不同。

【按语】 文中提到促、结、代三脉搏动均有歇止，但促脉是脉率较快，结脉是脉率较慢，此二脉歇止时间较短，称作止而能回。而代脉歇止的时间则较长且止后不能恢复。这是对促、结、代三脉的脉象进行了补充和鉴别。但需注意的是，论述中并未提出促脉和结脉止无定数，代脉止有定数。到了明代后期李中梓等人的论述中才强调代脉是止有定数的脉象。

[**主病诗**]

代脉元因①脏气衰，腹痛泄痢下元亏。

或为吐泻中宫②病，女子怀胎三月兮。

（《脉经》曰：代散③者死。主泄及便脓血。）

五十不止④身无病，数内有止⑤皆知定。四十一止一脏绝，四年之后多亡命。三十一止即三年⑥，二十一止二年应⑦。十动一止一年殂⑧，更观气色兼形证。两动一止三四日⑨，三四动止应六七。五六一止七八朝，次第推之自无失⑩。

（戴同父曰：脉⑪必满五十动，出自《难经》；而《脉诀》五脏歌，皆以四十五动为准，乖⑫于经旨。柳东阳曰：古以动数⑬候脉，是吃紧语⑭。须候五十动，乃知五脏缺失⑮。今人指到腕臂⑯，即云见了⑰。夫五十动，岂弹指⑱间事耶？故学人当诊脉、问证、听声、观色，斯备四诊而无失。）

【注释】

①元因：元，通"原"。指发生代脉的原因。

②中宫：指脾胃。

③散：散脉。表现为浮大无根，至数不清、稍用力则切不到脉跳。为元气耗散、脏腑精气欲绝之象。

④五十不止：脉动五十而无歇止。

⑤数内有止：脉跳五十次范围内出现有规律性的歇止。

⑥即三年：指等到三年以后就会有生命危险。

⑦二年应：指二年之后会有生命危险。

⑧殂（cú）：指死亡。此处理解为病情重，预后差。

⑨三四日：三四天之内就可能死亡。

⑩失：失误。

⑪脉：指诊脉。

⑫乖：违背，不正常，错误。

⑬数：脉动的次数。

⑭吃紧语：需要重点强调，关键的地方

⑮五脏缺失：五脏受损的情况。

⑯指到腕臂：切脉的手指触到腕臂。

⑰即云见了：立即就说了解了脉象。

⑱弹指：弹指的时间，比喻时间之短。

【白话解】代脉的发生是由于五脏之气衰弱。在腹痛、泄痢等下元亏虚的病中或吐泻等脾胃病中，及女子怀孕三月以后也可见到代脉。

【按语】《素问·脉要精微论》言"代则气衰"，气衰，即脏气虚衰。而《脉经》则认为代脉见之必死。南北朝高阳生在《脉诀·九道脉》中言代脉"主形容羸瘦，口不能言"。《素问》、《脉经》两说一直沿袭到宋代。元代滑伯仁在《诊家枢要·脉阴阳类成》中对代脉的主病归纳为："主形容羸瘦，口不能言。若不因病而人羸瘦，其脉代止，是一脏无气，他脏代之，真危亡之兆也。若因病而气血骤损，以至元气不续，或风家痛家，脉见代止，只为病脉。故伤寒家亦有心悸而脉代者，腹心痛，亦有结涩止代不匀者，勿以为凶……又妊娠或有脉代者，此必三月余之胎也。"明代李中梓《诊家正眼·诊脉法象论》中言："代主脏衰，危恶之候；脾土败坏，吐利为咎；中寒不食，腹疼难收。"《中医诊断学》新世纪教材归纳为"见于脏气衰微、疼痛、惊恐、跌仆损伤等病证"。代脉的临床意义中，脏气指的何脏之气？古代看法不一，教材未讲明确。从临床来看，应是指"心"。所以《内经》中"代则气衰"之气衰主要是心气、心阳的虚衰。

原注中以代脉歇止的至数多少来预断死期。后世医家对此多持异议。戴氏谓候脉必满五十动，原出自《难经》，高阳生《脉诀》五脏歌皆以候四十五动为准，与《难经》相悖。柳氏所说候脉需五十动，是强调候五十动才能知五脏之气盛衰。总而言之，诊脉要诊"五十动"意义有二，一是有利于辨别脉律是否整齐。二是强调诊脉须仔细认真，以防疏漏。正如

《伤寒论·序》中"动数发息，不满五十。短期未知决诊，九候曾无仿佛；明堂阙庭，尽不见察，所谓窥管而已。夫欲视死别生，实为难矣！"除此之外，诊察疾病，须切脉、问证、听声、望色四诊合参，才能全面了解病情，做出正确的诊断。

四言举要

宋·南康紫虚隐君崔嘉彦希范著。

明·蕲州月池子李言闻子郁删补。

（一）脉的生理

脉乃血派①，气血之先②，血之隧道③，气息④应焉。

其象法⑤地，血之府⑥也；心之合⑦也，皮之部⑧也。

【注释】

①血派：派，坊刻本作"脉"，"血派"当为"血脉"。

②先：引导。

③隧（suì）道：在山中或地下凿成的通道。此处指脉管为血之通道。

④气息：气，呼吸之气。息，一呼一吸称一息。气息，此指呼吸运动。

⑤法：效法，相似。

⑥府：此作"库"解，作"容纳"讲。

⑦合：配合，连通。《素问·五脏生成》："心之合，脉也"。

⑧部：此作"分布"解。

【白话解】脉就是血脉，是全身气血运行的先决条件，是气血运行的通道，脉的搏动与呼吸相应，血脉的走行就像地面上江河的河道一样，脉就是血液的府库。脉与心脏相合，在外遍布于皮肤肌肉。

【按语】《素问·脉要精微论》言："夫脉者，血之府也。"脉是气血运行的通道。《灵枢·决气》言"壅遏营气，令无所避"，指出脉管有约束、控制和推进血液沿脉管运行的作用。脉贯通网络全身上下，纵横交错，相互沟通，遍布全身。外连皮肤、肌肉，内连脏腑、骨髓。脉的搏动还与呼吸相应。正常人一息脉动四到五至。

（二）脉气属性

资①始于肾，资生于胃②，阳中之阴③，本乎营卫④。

营者阴血，卫者阳气。营⑤行脉中，卫行脉外。

脉不自行，随气而至⑥。气动脉应，阴阳之义。

气如橐籥⑦，血如波澜。血脉气息，上下循环。

【注释】

①资：获得、取得。

②胃：胃为"水谷之海"与脾同称"后天之本"。由脾胃运化的水谷精微，不断地滋养先天元气。

③阳中之阴：气属阳，而脉属阴，脉气又在脉内，故脉气属阳中之阴了。

④营卫：营，即营气，由水谷精气所化生，行于脉中，具有化生血液和鼓动血行的作用。卫，即卫气，由水谷之悍气所化，行于脉外，具有调控、温煦血脉的作用。

⑤行：走，运动。

⑥至：到，到达。

⑦橐籥（tuó yuè）：橐，鼓风器。籥，送风的管子。橐籥，古代的一种鼓风吹火用的器具。

【白话解】脉气根源于先天之本肾的元气，受后天之本胃气得滋养。它属于阳中之阴。脉气依靠行于脉中的营气和行于脉外的卫气的配合。血脉自身不能单独运行血液，一定要随着脉气而运血，才能使血行脉中不息。脉气的运动可以从脉象上反映出来，气为阳，血为阴，脉气行血，正是阴阳作用的体现。脉气的运动就像风箱鼓动吹火一样，血液受到脉中气的推动就会掀起波澜，气血往复运行于全身脉中，而循环不息。

【按语】 此处脉气为血脉之气。主要作用是约束、控制和推动血脉，使血液在脉中运行而不逸于脉外，并产生有节律的运动，促进血液在周身的循环。脉气，作为一种气，与肾中精气、脾胃运化的水谷精气及肺吸入的清气密切相关，而这些物质来源，又分别组成了元气、卫气、营气、宗气，经络之气，脏腑之气等。这正是原文论述脉气必及营卫、胃肾的主要原因。从本质上看，人体内本为一气，贯通于全身。只不过位置、功能不同而名称各异。布于胸中则为宗气；布于脉外则为卫气；贯于脉中则为营气；布于脏腑则为脏腑之气；布于经络则为经络之气；布于血脉则为脉气。

（三）寸口脉诊原理及平息

十二经①中，皆有动脉②，惟③手太阴④，寸口⑤取决。

　　此经属肺，上系吭嗌⑥，脉之大会⑦，息⑧之出入。

　　一呼一吸，四至为息。日夜一万，三千五百，

　　　一呼一吸，脉行六寸。日夜八百，十丈为准。

【注释】

①十二经：即人体十二正经，是人体内气血运行的主要通路，包括手太阴肺经、手厥阴心包经、手少阴心经、手阳明大肠经、手少阳三焦经、手太阳小肠经、足太阴脾经、足厥阴肝经、足少阴肾经、足阳明胃经、足少阳胆经、足太阳膀胱经。

②动脉：指可触及的脉搏搏动的部位。即十二经脉所经过的部位均有可触及脉搏跳动的部位。

③惟：只，仅仅。

④手太阴：即十二经脉中的手太阴肺经。

⑤寸口：又称"气口"或"脉口"。是指两手桡骨茎突内侧一段桡动脉搏动的部位。

⑥吭嗌（hāng yì）：指喉咙。

⑦会：汇合，汇聚。

⑧息：气息、呼吸。一呼一吸为之一息。《素问·平人气象论》言："呼吸定息，脉五动。"

【白话解】人体的十二条经脉中，虽然都有可触及的脉搏搏动的部位，但是，只有手太阴经行于寸口的部位，可以作为诊断疾病的依据。此经属于肺脏，向上联系着咽喉，是各条经脉的汇聚之所，与呼吸之气的出入有密切的联系。

一呼一吸的过程，称为一息。一息之内，正常的脉象常搏动四次。在一昼夜之内，呼吸有一万三千五百次。在一呼一吸的时间里，脉中血液向前推进六寸，一昼夜中，血液前进八百一十丈的距离，这是一般的衡量标准。

【按语】此段主要讲寸口诊脉的原理，以及呼吸与血行的关系。为什么独取寸口？《难经·一难》言："十二经皆有动脉，独取寸口，以决五脏六腑死生之法，何谓也？然，寸口者，脉之大会、手太阴之脉动也。"从中可以看出取寸口之理：其一，寸口为"脉之大会"。寸口之脉属手太阴经之脉，气血循环流注始于手太阳肺经，营卫气血遍及周身，终止于肺经，复会于寸口，为十二经脉的始终。故全身脏腑功能的盛衰、营卫气血的盈亏，都可以从寸口反映出来。其二，寸口部脉气最明显。寸口是手太阳肺经的"经穴"（经渠）和"输

127

穴"（太渊）的所在处，是手太阳肺经经气最旺盛的反应点，脉象具有代表性。其三，寸口可反映宗气的盛衰。肺脾同属太阴经，脉气相通。手太阳肺经起于中焦，中焦脾胃化生之水谷精微是气血生化之源，肺朝百脉，将营气与呼吸之气布散于周身，脉气变化见于寸口。其四，寸口诊脉位置固定，方便易行。

关于呼吸频率、脉搏搏动频率、血行速度以及昼夜间各数据的统计方面，文中数字与现代计算的结论并不完全相符，比如 24 小时之内，呼吸约为 23000 至 26000 次（每分钟 16～18 次）。

（四）寸口诊脉的部位

初持脉①时，令仰其掌。掌后高骨②，是谓关上③。

关前为阳④，关后为阴⑤，阳寸阴尺，先后推寻。

【注释】

①持脉：切脉，诊脉。

②掌后高骨：或称腕后高骨，指前臂内侧桡骨茎突处。

③关上：即寸、关、尺三部中的关部。其在桡骨茎突内侧动脉搏动处。

④阳：指寸脉。

⑤阴：指尺脉。

【白话解】 刚开始切脉的时候，需要让病人手腕伸直，手掌心向上。掌后的高骨内侧搏动处，称为关上，即关部。关前为阳部，关后为阴部。阳部即寸部，阴部即尺部。切脉时，要在关部前后即寸、关、尺三部用适当之力仔细推寻诊察。

【按语】 本文主要讲寸口脉的分部及其阴阳属性。诊察脉象时，病人正坐或仰卧，前臂自然平展，和心脏同一水平，手腕伸直，手掌心向上。医生用中指指尖由腕后高骨滑向其内侧，摸到动脉搏动，此处即为"关部"。食指端置于关前为"寸部"属阳；无名指端置于关后为"尺部"，属阴。

也有健康人脉搏不见于寸口，而出现脉位的生理变异。如脉象现于寸口背侧者，称为"反关脉"；脉从尺部斜向手背者，称为"斜飞脉"，不作病论。诊脉时，寸口摸不到脉的搏动，不必惊慌，注意是否是脉位的变异。

（五）寸口分候脏腑及男女脉象差异

心肝居①左，肺脾居右；肾与命门②，居两尺部。

魂魄谷神③，皆见寸口，左主司官④，右主司府⑤。

左大顺男，右大顺女，本命⑥扶命⑦，男左女右。

关前一分，人命之主，左为人迎，右为气口。

神门⑧决断，两在关后，人无二脉，病死⑨不愈。

男女脉同，惟尺则异，阳弱⑩阴盛⑪，反此病至。

【注释】

①居：居住，位于。

②命门：首见于《内经》，本意眼睛。后世历代医家见解不同。一是右肾为命门，始于《难经》；二是两肾俱为命门，见于《医学正传·医学或问》；三是两肾之间为命门，见于《医贯·内经十二官论》；四是命门为肾间动气，见于《医旨绪余·命门图说》。总之，古代医家所称之命门，主要是指肾中的阴阳，并强调其重要性。

③魂魄谷神：神魂魄属人的精神意识思维活动。中医学认为，人的精神意识思维活动，由心来主管，与五脏有密切关系。谷指水谷精气，由脾胃化生。这里用魂魄谷神来概括人体脏腑的生理功能和病理表现。

④司官：司，主管，主持。官，指脏。即主司候脏。另有说主司候气，可参。

⑤司府：府，通"腑"。即脉主司候腑。另有说主司候血，可参。

⑥本命：本，原始，根本。本命指藏于肾中的先天之精气，又称先天之本。

⑦扶命：扶，扶持，抚养。扶命指后天脾胃化生的水谷之精气滋养着先天之精气，也称后天之本。

⑧神门：《脉经》称两尺部为"神门"，非手少阴经之"神门"穴，这里沿用此说。

⑨死：古代医书中的"死"有两种含义，一是指死亡。二是指病重、难治。此处意为后者。

⑩阳弱：阳，指男子。弱，指神门脉弱。

⑪阴盛：阴，指女子。盛，指神门脉盛。

【白话解】寸口分候脏腑，左手的寸部候心，关部候肝，右手的寸部候肺，关部候脾。左右尺部分候肾与命门。肝（魂）、肺（魄）、脾（谷）、心（神）等脏腑的功能，都表现在寸口脉上。左手脉多诊察五脏的病证，右手脉多诊察六腑的病证。一般男人的左脉比右脉大，女人的右脉比左脉大。若诊断人体的先天和后天精气的盛衰，注意男人是切左手脉为主；女人切右手脉为主。

关前一分为寸部，可诊心肺之病，关系到人命安危。左寸部称为人迎，右寸部称为气口。尺部脉的诊查非常重要，两手尺部都在关部之后。尺部候肾内蕴真阴真阳，是生命之本，若两尺部无脉，病情危重，很难治愈。

男人和女人的脉象基本相同，只有尺部脉有些不同。男人尺部脉较弱，女人尺部脉较盛。如果与此相反，即是有病的表现。

【按语】主要讲两手寸、关、尺三部的分候脏腑。

130

（六）诊脉方法

脉有七诊^①，曰浮中沉，上下^②左右^③，消息^④求寻。

又有九候^⑤，举按轻重，三部浮沉，各候五动。

寸候胸上，关候膈下；尺候于脐，下至跟踝。

左脉候左，右脉候右，病随所在，不病者否。

【注释】

①七诊：七种诊脉的方法。即浮取、中取、沉取、单取上部寸脉、单取下部尺脉、候左手寸口脉、候右手寸口脉。

②上下：上，指寸部脉；下，指尺部脉。

③左右：左，指左手寸口脉；右，指右手寸口脉。

④消息：消长，增减盛衰。

⑤九候：诊脉的方法。即寸、关、尺三部，每部时还要区分浮取、中取、沉取时不同的脉象变化。

【白话解】 诊脉有"七诊"之法、就是浮、中、沉、上（关前）、下（关后）、左、右七种诊法。用这七种诊法去仔细诊察疾病，就可测知病的轻重。还有"九候"之法，即用轻按、重按等手法，在寸、关、尺三部诊查浮、中、沉三候的脉象，在每部的每一候中，至少要等待脉动五次。只有这样细致的诊脉，才能对脉象变化有深刻的了解。

寸部脉，可以诊胸中心肺之病；关部脉，可以诊膈下肝脾之病；尺部脉，可以诊脐以下至足跟的肾脏病。左手脉诊左边病，右手脉诊右边病，那一边的脉有变动，即是发生疾病的一边。没有病的人，脉就没有变动。

【按语】 本节讲了"举、按、寻"，寸关尺三部，每部又需浮、中、沉三取，即"三部九候"诊脉方法。脉诊对病位的诊断主要通过寸、关、尺三部分候人体上、中、下焦的病变。

（七）五脏平脉

浮为心肺，沉为肾肝；脾胃中州^①，浮沉之间。

心脉之浮，浮大而散^②；肺脉之浮，浮涩而短。

肝脉之沉，沉而弦长；肾脉之沉，沉实而濡。

脾胃属土，脉宜^③和缓。命^④为相火^⑤，左寸同断。

【注释】

①中州：即中焦。部位是指膈以下、脐以上部位，包括脾、胃等脏腑，具有运化转输得功能。

②散：指脉体宽大无力，而非散脉。

③宜：适宜。

④命：命门。

⑤相火：与"君火"相对而言，寄藏于下焦肾，有温养脏腑，主司生殖的功能，与君火相配，共同维持机体的正常生理活动。相火过亢则有害。

【白话解】心肺之脉脉位浮，肝肾之脉脉位沉，脾胃位于中焦，脉位也在浮沉之间。心脉之浮，浮大而无力；肺脉之浮，涩滞而体短。肝脉之沉，沉而弦长；肾脉之沉，沉实而濡。脾胃五行属土，脉以和缓为宜。命门寄藏相火，相火过亢易使心火过旺。因此，虽左手寸部也可以诊断命门的病证。

【按语】本文主要论述了五脏对应的平脉。概括起来具有以下特点：首先，上部候上、中部候中、下部候下及左以候左，右以候右。如心肺居于上焦，浮脉以候上，故"浮为心肺"。肝肾居下焦，沉脉以候下，故"沉为肝肾"。脾胃居于中焦，中部以候中，所以浮沉之间诊脾胃。其次，五脏平脉的特点与其生理特性有关。如浮脉可以候心肺，心为阳中之阳，五行属火，故其脉浮大而散；肺为阳中之阴，五行属金，故肺脉浮而涩短。沉脉可以候肝肾，肝为阴中之阳，五行属木，其性升发，故其脉弦长；肾为阳中之阴，五行属木，其脉沉实而柔软。命门应候于尺部，但因命门相火与心之君火相互资助，故左寸亦可诊察命门相火之盛衰。

（八）四季平脉

春弦夏洪，秋毛①冬石②，四季和缓，是谓平脉③。

太过实强，病生于外④，不及虚微，病生于内⑤。

春得秋脉⑥，死在金日⑦，五脏准此，推之不失。

四时⑧百病⑨，胃气⑩为本，脉贵有神⑪，不可不审。

【注释】

①毛：脉象名，即浮脉。因脉象轻浮如羽毛故名，为秋季之平脉。

②石：脉象名，即沉脉。因脉象位深如石沉水底故名，为冬季之平脉。

③平脉：指正常人的脉象。

④外：外因。指外感六淫邪气等病因。

⑤内：内因。指内伤七情、脏腑损伤、正气虚微等。

⑥秋脉：秋季相应之脉，即浮脉。

⑦金日：即庚辛日。甲、乙、丙、丁、戊、己、庚、辛、壬、癸被称为"十天干"，对应五行木、火、土、金、水，其中，甲乙对应木，以此类推。春季脉应弦，反见秋之浮脉，为金旺乘木之象。若至金气当盛之金日，则乘木更重，故病情加重。

⑧四时：指四季。

⑨百病：指多种疾病。

⑩胃气：指脉象中表现出来的胃气。正常人脉象不浮不沉，不急不徐，从容和缓，节律一致，称之为有"胃气"。

⑪神：指脉象中表现出来的神，正常人脉象柔和有力，脉律规整，称之为有"神"。

【白话解】正常的脉象，在春季较弦；在夏季较为洪大；在秋季脉象似羽毛较为浮浅；在冬季脉象似石头沉于水中较为沉实。四季的脉象虽稍有不同，但均有从容和缓的表现，称为平脉。脉象搏指的力量若明显超过正常，则病位在表，多见于外感病；脉象搏指的力量若明显弱于正常，而虚弱微小的，则病位在里，多为脏气受损所致。病人在春季里出现秋季的脉象，即是金克木的现象，如果再逢金日，则肝木更经不起克制，自有危险的可能。五脏病的轻重，一般都可根据这种五行生克的关系，来推算它，在一年四季中，不论患什么病，在脉象上都要有胃气为基础才好。所谓有胃气的脉，就是脉象和缓，接近正常脉，既不过大，亦不过小，既不过强，亦不过弱。有胃气则生，无胃气则死，是决定疾病转归的重要问题。脉中最好还要有神气，没有神气，也是危险的。所谓有神，就是脉象既柔和，而又有力量，表现精气盛满，正气旺盛。在诊察疾病时，关于这些方面，也不可不审查清楚。

【按语】此段叙述了四季正常脉象与脉中胃气与神的重要性。

（九）辨脉纲领

调停①自气②，呼吸定息③，四至五至，平和之则。

三至为迟，迟则为冷，六至为数④，数即热证。

转迟转冷，转数转热，迟数既明，浮沉当别。

浮沉迟数，辨内外因，外因于天⑤，内因于人⑥。

天有阴阳，风雨晦冥⑦，人喜怒忧，思悲恐惊。

外因之浮，则为表证，沉里迟阴，数则阳盛。

内因之浮，虚风⑧所为，沉气迟冷，数热何疑。

浮数表热，沉数里热，浮迟表虚，沉迟冷结。

表里阴阳，风气冷热，辨内外因，脉证参别。

脉理浩繁，总括于四，既得提纲，引申触类。

【注释】

①调停：调整、调匀。

②自气：自己的呼吸。

③呼吸定息：出气为呼，入气为吸，一呼一吸谓之一息。呼吸定息指一息结束而下一息未起之际。

④数（shuò）：脉象名，即数脉。

⑤天：自然界。

⑥人：指体内各种致病因素，包括七情内伤、脏腑损伤等。

⑦晦冥（huì míng）：昏暗；阴沉。

⑧虚风：指血虚、阴虚等原因而内生之风。症见眩晕、抽搐、震颤等症。

【白话解】 医生在诊脉的时候，必须保持自己的呼吸调匀，以一呼一吸作为一息。每一息脉动四次，两次呼吸之间有时跳一次则为五次，一息脉动四或五次的，为气血平和的正常脉象，可作为衡量脉象是否正常的准则。

一息脉动三次的，称为迟脉，出现迟脉的多为寒证；一息脉动六次的，称为数脉，出现数脉的多为热证。一般脉动变为迟脉的，病证多转为寒证；脉动变为数脉的，病证多转为热证。迟脉和数脉的临床意义明确之后，还应当辨别清除于浮脉和沉脉的临床意义。

在脉象的浮、沉、迟、数的变化中，可以辨识疾病的发生原因，分清是内因还是外因。外因是指自然界气候的变化，内因是指人自身的影响。自然界有寒热的变化，会出现风、雨及昏暗、阴沉的天气。人自身会有喜、怒、忧、思、悲、恐、惊七情的变化。

在因感受外邪所发生的病中，脉浮的为表证；脉沉的为里证。脉迟的为阴寒证；脉数的为阳盛之实热证。在因内伤七情所发生的病中，脉浮的，多为血虚、阴虚而动风；脉沉的病多在气；脉迟的多为寒证；脉数的多为热证。这是脉象的一般规律，不用怀疑。

脉浮数，多为表热证；脉沉数，多为里热证；脉浮迟，多为表虚证；脉沉迟，多为体内寒邪积滞。因此，辨别疾病在表、在里，属阴、属阳，是风病还是气病，是寒病还是热病。或者是要辨清发病的原因，是内因还是外因，都要把脉象和其他症状结合起来，综合分析判断。

脉学理论繁多复杂，归纳起来，可概括为四大类：浮、沉、迟、数。以此作为纲领，就能深刻领会，以达到触类旁通的目的。

【按语】本文主要叙述了浮、沉、迟、数四种脉象的临床意义。还可以把这四个脉象作为纲领，归纳种类繁多的脉象，就可执简驭繁，触类旁通。

（十）常见脉象

浮脉法①天，轻手可得。汎汎②在上，如水漂木。

有力洪大，来盛去悠③。无力虚大，迟而且柔。

虚甚则散，涣④漫不收。有边无中，其名曰芤。

浮小为濡，绵⑤浮水面。濡甚则微，不任⑥寻按。

【注释】

①法：效法。

②汎汎：汎，同"泛"：汎汎，飘浮貌。

③来盛去悠：悠，悠远、久运。形容洪脉的脉象如洪水一样，来势盛大，去势渐衰。

④涣（huàn）：消散、散开。

⑤绵：棉絮。

⑥不任：不能耐受、承受。

【白话解】浮脉浮于肌表皮下，就像天之阳气的轻清上浮之性。切按浮脉，轻轻地用手触到皮肤，就能觉到脉搏跳动，脉象轻轻地浮于皮肤表面，好像木头漂浮在水面上一样。

脉浮大有力的，称为洪脉，其脉象来时盛大有力，去的时候是缓慢衰减。脉浮大无力的，称为虚脉，其脉率较慢，而且脉体柔软。

比虚脉更加无力的，则为散脉，散脉浮取散漫，脉律不齐。脉浮而中空，在脉管两边有脉，而中间无脉的，称为芤脉。

脉浮而细软的为濡脉，就像浮在水面的绵絮。比濡脉更细更软的，则为微脉，微脉是经不起重按，按之欲绝。

【按语】本文主要讲述了浮脉的体状及其与洪脉、虚脉、散脉、芤脉、濡脉、微脉六种浮脉相类脉象的区别。

> 沉脉法地，近于筋骨①。深深在下，沉极②为伏。
>
> 有力为牢，实大弦长。牢甚则实，愊愊而强③。
>
> 无力为弱，柔小如绵④。弱甚则细，如蛛丝然。

【注释】

①近于筋骨：沉脉的脉象必须采用重指力，推筋着骨始得。

②极：极限、顶点。

③愊愊而强：愊（bì），绷紧之状，这里作坚实解。实脉的脉象坚实有力。

④绵：棉絮。

【白话解】沉脉像地气一样沉重、下降，必须采用重指力取脉，在靠近在筋骨的地方才能触及。若脉象沉入深部至极者，称为伏脉。

沉脉有力充实，并端直而弦长的，为牢脉。比牢脉更坚实有力的，称为实脉，搏指坚实而力强。

脉沉无力而脉体细小，柔软如棉絮的，为弱脉。比弱脉脉形更细的，则为细脉，就像蛛丝一样。

【按语】本段主要描述了沉脉的脉体特征及伏脉、牢脉、实脉、弱脉、细脉五种沉脉相类脉象的特点。

迟脉属阴，一息三至。小①駃②于迟，缓不及③四。

二损④一败⑤，病不可治。两息夺精⑥，脉已无气。

浮大虚散⑦，或见芤革。浮小濡微，沉小细弱。

迟细为涩，往来极难，易散一止，止而复还。

结则来缓，止而复来，代则来缓，止不能回。

【注释】

①小：稍稍，稍微。

②駃：通"快"，迅速之意。

③不及：不能达到。

④二损：损，损脉。一息（一呼一吸）之间脉搏动二次者为二损脉。

⑤一败：败，败脉。一息之间脉搏动一次为一败脉。

⑥夺精：夺精之脉。二息之间搏动一次的脉为夺精之脉

⑦散：散乱。

【白话解】迟脉为属阴的脉象，一息搏动三至。脉率稍稍快于迟脉且每息一般不足四至的，为缓脉。

若一息之内，脉搏动两次的，称为损脉；一息之内，脉搏动一次的，称为败脉。脉象中出现损脉或败脉的，治疗非常困难。如果两息的时间内，脉搏动一次的，为夺精脉，此种脉象为精气衰亡的表现。

浮大的脉象有虚脉、散脉，而芤脉、革脉的脉象与之相似，但有按之中空的表现。若脉位浮而脉形小的脉见于濡脉和微脉。

脉位沉而脉形小的脉见于细脉和弱脉。

若脉来迟缓而脉形细小的，称为涩脉，其脉象往来艰难涩滞，有时容易散乱，在多次的搏动中间有一次歇止，一止以后又恢复搏动。

结脉脉象搏动较为缓慢，并且中间有歇止，歇止间隔没有规律，歇止后可暂时恢复搏动。代脉脉象的搏动也是缓慢的，并且也间有歇止，歇止时间较长，恢复搏动较为困难。

【按语】本段描述了迟脉、损脉、败脉、夺精脉等4种阴类脉的脉象表现及缓脉、涩脉、结脉、代脉4种迟脉类脉象的特点。需注意在全国统编教材中，指出代脉主要的特点是有规律的歇止。

> 数脉属阳，六至一息，七疾^①八极^②，九至为脱^③。
>
> 浮大者洪，沉大牢实，往来流利，是谓之滑。
>
> 有力为紧，弹^④如转索^⑤。数见寸口，有止为促。
>
> 数见关中，动脉可候，厥厥^⑥动摇，状如小豆。

【注释】

①七疾：疾，疾脉。一息脉跳七至为疾脉。

②八极：极，极脉。一息脉跳八至则为极脉。

③九至为脱：脱，脱脉。脉象搏动达一息九至者为脱脉，属阳气暴脱的亡阳危重证。

④弹：弹奏，弹击。形容脉之搏动。

⑤索：绳索。

⑥厥厥：匆忙的样子。此处形容脉象搏跳动好像豆粒跳动一样急促。

【白话解】 数脉为属阳的一类脉象，一息之间，脉象搏动六次。若脉动比数脉更快，达一息七至者，为疾脉；一息八至者，为极脉；一息九至者为脱脉。

脉象浮大而有力者为洪脉。沉大而有力者，为牢脉和实脉。脉象往来流利者，称为滑脉。

脉来有力，如牵绳转索而弹指者，为紧脉。寸口脉率较快，并有歇止的，为促脉。

脉来数而见于关部者，为动脉。动脉脉象短小如豆，搏动像豆粒跳动一样急促。

【按语】本段描述了数脉、疾脉、极脉、脱脉等4种阳类脉及洪脉、滑脉、紧脉、促脉、动脉等6种数脉类脉象的特征。

长则气治①，过②于本位③。长而端④直，弦脉应指。

短则气病，不能满部，不见于关，惟尺寸候，

【注释】

①治：与"乱"相对，指安定。此处为"正常"之意。

②过：超过，超出。

③本位：脉象搏动的位置分为寸、关、尺三部，称其为本位。若脉搏超出三部，即为"过于本位"，如长脉。

④端：正、直。

【白话解】长脉主气血充盛而平和，是健康人常见的脉象。其脉体较长，超过寸、关、尺三部。若脉体长而较直，且应指紧张的，为弦脉。

短脉多见于气虚或气滞，其脉形短而不能满于三部。短脉在关部无异常变化，只有在尺部或寸部才可以比较明显地体察出来。所以说，短脉不是寸部不显，就是尺部不显。

【按语】本段主要从脉的体状方面描述了长脉、短脉、弦脉三种脉象的区别。

（十一）脉象主病

一脉一形，各有主病，数①脉相兼，则见诸证。

浮脉主表②，里③必不足。有力风热④，无力血弱⑤。

浮迟风虚⑥，浮数风热，浮紧风寒⑦，浮缓风湿⑧，

浮虚伤暑⑨，浮芤⑩失血，浮洪虚火⑪，浮微劳极⑫，

浮濡阴虚，浮散虚剧，浮弦痰饮⑬，浮滑痰热。

【注释】

①数（shù）：量词，指多个。

②表：表证。指外邪侵袭肌表的病证。六淫邪气、疫疠之气等外邪经皮毛、口鼻侵袭人体，正邪相争于肤表浅层，以恶寒发热为主症的证候。

③里：里证。指病变部位在内，脏腑、气血、骨髓等受病所反映的证候。

④风热：外感风热之邪所致的病证。临床表现为恶寒发热，鼻塞流浊涕，咽喉红肿疼痛，舌边尖红，苔黄，脉浮数等症状。

⑤血弱：血虚。

⑥风虚：气虚伤风。卫气虚弱，肌表不固，外伤于风，故见脉浮而迟。

⑦风寒：外感风寒之邪所致的病证。临床表现为恶寒发热，鼻塞流清涕，头身疼痛，舌苔薄白，脉浮紧等症状。

⑧风湿：由风邪和湿邪结合侵犯机体所致的病证，亦称风湿痹证。

⑨伤暑：指暑邪伤人之轻证。表现为恶寒发热，汗出，口渴，疲乏，尿黄，舌红苔白或黄，脉虚数而浮等。

⑩芤：芤脉，脉象之一。芤脉主急性大失血，失血过多，血不敛气，气浮于外，故又兼浮。

⑪虚火：是指真阴亏损引起的热性病状。伤阴症状明显，临床表现有低热，或午后潮热，手足心热，口干，盗汗，唇舌嫩红或绛，脉细

数等。

⑫劳极：劳，虚劳。包括心劳、肝劳、肾劳、肺劳、脾劳者，又称"五劳"。极，极度，严重之意。包括筋极、骨极、血极、肉极、精极、气极六者，也称"六极"。五劳六极是古人对虚劳病证的一种分类方法。

⑬痰饮：指体内水液代谢障碍所形成的病理产物。它既是一种病理产物，也是一种病理因索。

【白话解】 每一种脉象均有各自特有的形态，每一种脉象又各有相应的主病。若多种脉象相兼出现，那么这个疾病中可见到这儿种脉所主的证候。

浮脉多主表证，若无表证而见浮脉，则必定是里虚证。浮而有力的主风热表证，浮而无力的为内伤血虚。

脉浮而迟缓，为风虚病；浮数为风热表证；浮紧为风寒表证；浮缓为风湿表证。

浮而无力的脉见于伤暑病中。浮芤脉象为失血病。慢性病中的浮而洪大的脉象，为阴虚火旺。浮而微弱的脉，多见于五劳六极等病中。

浮濡为阴虚病，浮散为严重的虚证，浮弦为痰饮停聚，浮滑为痰热内盛。

【按语】 外邪侵袭肌表，卫阳抗邪于外，气血趋向于肤表，脉气亦鼓动于外，故见浮脉。风性善动，亦能使气血向外，而见脉浮。

本段简述各种脉象的主病。每一种脉均有不同的脉象和主病。几种脉象相兼出现，即可诊察各种病证。在临床实践中，可以借鉴，但不可拘泥，脉象和疾病有对应关系，但不是绝对的一一对应，需灵活运用，脉症合参，全面分析判断，才能做出正确的诊断。

沉脉主里，主寒主积①。有力痰食②，无力气郁③。

沉迟虚寒④，沉数热伏⑤，沉紧冷痛⑥，沉缓水畜，

沉牢痼⑦冷，沉实热极，沉弱阴虚，沉细痹湿⑧，

沉弦饮痛⑨，沉滑宿食⑩，沉伏吐利，阴毒⑪聚积⑫。

【注释】

①主寒主积：寒，指里寒证。积，积聚，病证名。指腹腔内触之有形的肿块，多由气滞血瘀而成。

②痰食：指痰饮、食积。

③气郁：气机郁结，多因情志失和、肝失疏泄、气血失调，临床多指肝郁气滞证。主要表现有胸胁胀痛，部位不固定，食欲不振，嗳气、肠鸣，月经不调，脉弦等。

④虚寒：指体内阳气亏损，机体失却温养，以畏寒肢冷为主要表现的证候。

⑤热伏：热邪深伏体内。

⑥冷痛：指疼痛时伴有有冷凉之感，或疼痛喜温喜暖，遇寒加重，多因寒而致。

⑦痼（gù）：痼，"痼疾"，指日久不愈的疾病。痼冷，指寒气久伏体内，经久不愈，脉象可见沉牢。

⑧痹湿：即湿痹。多因湿邪为主侵犯四肢关节，以致关节痹阻不通，症见周身关节疼痛，沉重难举。

⑨饮痛：痰饮内停，阻滞气机，气血不畅，不通则痛。

⑩宿食：即食积、伤食等。

⑪阴毒：病证名。指寒邪深伏于里，以致气血不能运行，寒凝血滞，气血不通而成。症见皮肤青紫，周身剧痛等。

⑫聚积：即积聚。以腹内结块，或痛或胀为主要表现的疾病。腹内结块，固定不移，痛有定处者为积。腹中结块，推之可移，或痛无定处，时聚时散者为聚

【白话解】 沉脉多主病在里，以及寒证或积滞等病。有力的沉脉，主痰饮病或食积病。无力的沉脉，主气郁病。

脉沉而迟为虚寒病。沉而数为体内有热邪未散。沉而紧为内部受寒作痛。沉而缓为体内有水饮积蓄。

脉沉而牢多为久病不愈之寒积，沉而实多为热盛之极，沉而弱多为阴虚，沉而细多为湿痹之证。

脉沉而弦，多为水饮内停或疼痛。沉而滑多为宿食停滞不消之证。沉而伏多为吐泻过甚，正气大伤，气血不能外达，或见于体内阴毒、积聚等病证。

【按语】本段简述沉脉及常见相兼脉的主病，临证时还需诊法相参。

迟脉主脏，阳气伏潜，有力为痛，无力虚寒。
数脉主腑，主吐主狂，有力为热，无力为疮。
滑脉主痰，或伤于食，下为畜血①，上为吐逆②，
涩脉少血，或中寒湿，反胃③结肠④，自汗厥逆⑤，
弦脉主饮，病属胆肝，弦数多热，弦迟多寒，
浮弦支饮⑥，沉弦悬痛⑦，阳弦⑧头痛，阴弦⑨腹痛，
紧脉主寒，又主诸痛，浮紧表寒，沉紧里痛，
长脉气平⑩，短脉气病，细则气少，大则病进，
浮长风痫⑪，沉短宿食，血虚脉虚，气实脉实，
洪脉为热，其阴则虚，细脉为湿，其血则虚，
缓大者风，缓细者湿，缓涩血少，缓滑内热，
濡小阴虚，弱小阳竭⑫，阳竭恶寒，阴虚发热，
阳微⑬恶寒，阴微⑭发热，男微虚损，女微泻血⑮，
阳动⑯汗出，阴动⑰发热，为痛与惊，崩中失血，
虚寒相搏⑱，其名为革，男子失精，女子失血，
阳盛则促，肺痈阳毒⑲，阴盛则结，疝⑳瘕积郁㉑，
代则气衰，或泄脓血，伤寒心悸，女胎三月㉒，

144

【注释】

①畜血：即畜血证，病证名。指瘀血内蓄的病证，属瘀血范畴。

②吐逆：指呕吐。胃气上逆所致，故有此称。

③反胃：又称"胃反""翻胃"。饮食入胃，在胃中停而不化，终至吐出的表现，包括食已则吐、暮食朝吐、朝食暮吐等。多因脾胃阳虚，命门火衰，不能腐熟水谷。

④结肠：也称"肠结"，津伤便秘。

⑤厥逆：病证名。多指四肢逆冷，手冷可过肘，足冷可过膝，由阳气内衰，阴寒独盛所致。

⑥支饮：病证名，四饮之一。指饮邪停留在胸膈胃脘部位，见胸闷气喘不得平卧，甚则浮肿等症状。

⑦悬痛：指悬饮导致的胸胁胀闷疼痛。因悬饮病在在胸胁，故脉见沉弦。

⑧阳弦：阳指寸部脉，即寸部脉弦。

⑨阴弦：阴指尺部脉，即尺部脉弦。

⑩气平：气机平和调畅，即正常人的表现。

⑪风痫：痫病的一种。多因风痰上扰所致突然昏倒，痉挛抽搐等。

⑫竭：阳气衰竭。

⑬阳微：寸部脉微。

⑭阴微：尺部脉微。

⑮泻血：即崩漏失血。

⑯阳动：指寸部脉为动脉。

⑰阴动：指尺部脉为动脉。

⑱虚寒相搏：阳虚寒侵，正邪相争。

⑲阳毒：指外感暑湿疫毒之邪，阻滞气血，导致的面赤发斑，身病如被杖打等症。

⑳疝：病证名。又称疝气，指人体组织或器官一部分离开了原来的部位，通过人体间隙、缺损或薄弱部位进入另一部位。一般以小肠坠入

145

阴囊而出现阴囊肿大的腹股沟斜疝多见。

㉑郁：泛指气、血、痰、食等阻滞于体内的病证。此处指因情志不遂，肝失疏泄，以致气机郁滞不畅所致的病证。

㉒女胎三月：指女子妊娠三个月。多为妊娠恶阻，剧烈恶心呕吐，气机上逆，或妊娠血聚养胎等原因，经脉气血不相接续而见代脉。

【白话解】迟脉主五脏的病，为阳气内伏的表现。迟而有力，多见于疼痛；迟而无力，多见于虚寒。

迟脉主腑的病，多为呕吐、狂躁等病。数而有力为热证，数而无力为疮疡。

病理的滑脉，多为痰湿，或伤食，或下部蓄血病，或上部呕吐等病。

涩脉主营血亏虚，或伤于寒湿。也可见于反胃病、结肠病及自汗、手足厥逆等病中。

弦脉主水饮病，弦脉往往提示病位为肝胆。弦数脉多为热证，弦迟脉多为寒证。浮弦脉见于支饮，沉弦脉见于悬饮。寸部脉弦者多为头痛；尺部脉弦者，多见于腹痛。

紧脉主寒证，也可见于各种疼痛。浮紧脉多见于风寒袭表，沉紧多见于体内的疼痛。

脉长多为气血充盛，身体健康的表现，脉短多为气机不畅之病，脉细多为气虚，脉形宽大则为病势加重。脉浮而长多为风痛，脉沉而短多为饮食积滞，气机不畅。总之，人体血虚则脉亦虚弱，人体正气旺盛则脉亦实大有力。

洪脉主热盛，热盛伤阴，故阴液不足。细脉主湿证，湿邪困脾，脾虚气血化生不足，故易血虚。

脉缓而脉形宽大者，多为伤于风邪；脉缓而形细者，多为伤于湿邪。脉缓而涩，多为血少；脉缓而滑，多为内热。

脉濡小，主阴虚；脉细弱，主阳气将竭。阳竭的病人，多有恶寒的表现；阴虚的病人，多有发热表现。

寸部脉微，多出现恶寒；尺部脉微，多出现发热。男人脉微，为虚损证；女人脉微，为泄泻或失血之证。

寸部为动脉，多出现汗出；尺部为动脉，多出现发热。动脉还可见于疼痛、惊风、崩漏及失血等病中。

虚和寒的脉象相兼，即空虚无力而浮紧的脉，称为革脉。革脉多见于男子的失精及女子的失血等病证。

阳气亢盛，可出现促脉，如肺痈、热毒亢盛等病可见促脉。阴寒内盛，可出现结脉，如疝气、癥瘕、郁证等病可见结脉。

代脉多为正气衰弱，如脓血久流不止等。代脉还可见于伤寒病中出现心悸的时候，或孕妇怀孕三个月左右。

【按语】 关于脉象的临床意义，一般为：浮脉主表，沉脉主里，迟脉主寒，数脉主热。脉搏动有力，为正气充盛，多为实证。脉搏动无力，为正气虚衰，多为虚证。各种脉象都可出现在多种疾病之中。因此，在诊察疾病的时候，不可只凭脉象判断，必须诊法并重，四诊合参，以脉象和症状结合来分析判断，才能诊断准确。文中言及某种脉主某种病，只可为参考。或者可以说某种脉可以出现在某种病中。更准确一点来说，应为某些病的某些证中会出现某种脉象。不同的疾病如果具备了同样的条件，便有可能出现同样的脉象。一个疾病中，证候不同、体质不同，甚至时间、地域不同，也会出现不同的脉象。所以，对文中各脉的主病，须灵活理解，合理运用。

（十二）脉症相参

脉之主病，有宜①不宜，阴阳顺逆，凶吉可推。

中风②浮缓，急实则忌，浮滑中痰③，沉迟中气④。

尸厥⑤沉滑，卒不知人，入脏身冷，入腑身温。

【注释】

①宜：适合，适当。指病人的症状与脉象应当相适合，即脉症相应。

②中风：中医病名。亦称卒中。以突然昏仆，半身不遂，语言謇涩或失语，口舌㖞斜，偏身麻木为主要表现。并具有起病急，变化快，如风邪善行数变的特点的疾病。

③中痰：中医病名。类中风类型之一。见《证治汇补·似中风》。又名湿中、痰中。多由湿盛生痰，痰生风热，热生因而致病。症见卒然眩晕，发麻，昏倒不省人事，舌本强直，喉中痰声，四肢不举等症。

④中气：中医病名。亦称气中。属类中风类型之一。见《太平惠民和剂局方·论中风气中》。又名气中。多由情志郁结，或怒动肝气，气逆上行所致。症见突然仆倒，昏迷不省人事，牙关紧急，手足拘挛等，其状极似中风，但身凉不温，口内无痰声（或有痰涎也不多），与中风有别。

⑤尸厥：中医古病名。为厥证之一。指厥而其状如尸的病证。出《素问·缪刺论》。症见突然昏倒不省人事，状如昏死，患者呼吸微弱，脉极微细，或毫不应指。

【白话解】各种脉象都有其相应的主病，某些病中出现某种脉象适宜，若出现另一种脉象便不适宜。即脉症一致主顺，为吉兆，如阳证见阳脉。脉症不一致主逆，为凶兆，如阳证见阴脉。由此可根据病证与脉象对应关系，推测疾病的阴阳、顺逆、吉凶等变化。

中风病属于虚证，脉宜浮缓，不宜脉数而坚实有力。脉浮滑为中痰，见于痰迷昏厥，沉迟为中气，见于气虚昏厥。

尸厥的脉象是沉而滑的，症状是卒然昏厥，不知人事。邪气因侵袭部位不同而症状各异，邪气伤脏，则身体寒冷；邪气伤腑，则身体温暖。

【按语】每个脉象均有其主病，但临床诊断应四诊合参。从表现规律来看，有些疾病脉与症是一致的，但也有些表现不一致。脉症一致为相合主顺，为吉兆。脉症不一致为相失主逆，为凶兆。由此可根据脉症阴阳顺逆情况，推断疾病的预后。

> 风伤于卫，浮缓有汗；寒伤于营，浮紧无汗；
>
> 暑伤于气，脉虚身热；湿伤于血，脉缓细涩。
>
> 伤寒热病，脉喜浮洪，沉微涩小，证反必凶。
>
> 汗后脉静①，身凉②则安，汗后脉躁③，热甚必难。
>
> 阳病见阴④，病必危殆⑤，阴病见阳⑥，虽困无害。

【注释】

①脉静：静，平静和缓。指脉动和缓，为邪去正安，疾病好转的征象。

②身凉：即热退。指体温恢复正常。

③脉躁：躁，急、数之意。指脉率较快，指下有急数躁动之感。

④阴：阴脉。如虚、短、细、微、涩等属阴之类的脉。

⑤殆（dài）：危险之意。危殆，常用来形容病情危重。

⑥阳：阳脉。如实、长、洪、滑、数等属阳之类的脉。

【白话解】风邪外袭卫表，风性开泄，耗伤卫气，常见脉浮缓而汗出。寒邪侵袭人体营气，寒性收引、凝滞，常见脉浮紧、无汗等证候。

夏季时伤暑，由于暑热伤气，故脉虚而身热。湿邪易阻遏气机，湿邪侵入血分，血流不畅，脉多缓而细涩。

外感寒邪、入里化热所发生的热病，阳气旺盛，血流通畅，脉象多浮洪，为顺证。若脉象沉微而涩小，则脉症不符，必定是凶险之病。

出汗以后，脉象平静缓和如同正常，而且身上热势已退恢复正常，为病情趋于痊愈的表现。汗出以后，脉象躁急而数，同时高热不退，则病势加重，较难治疗。

热盛的阳性病，出现无力的阴类脉，说明正气已衰，病情必定危重而预后凶险。寒盛的阴性病，出现有力的阳类脉，说明正气尚旺，虽然病证表现严重，但尚无大的危险。

【按语】 脉象与主病之间的关系十分复杂，应注重分析脉象所反映的不同病证的本质，把握疾病的病因病机，分清脉症顺逆和从舍。

> 上不至关^①，阴气已绝。下不至关，阳气已竭。
>
> 代脉止歇，脏绝倾危，散脉无根，形损^②难医^③。

【注释】

①至关：到达关部。指尺部脉不能上至关、寸。

②形损：形体虚损。

③难医：难于医治。

【白话解】诊脉时，寸口脉的搏动仅在尺部，而不能上至关、寸，为阴气已绝，阳气独旺。而脉动仅在寸部，而不能下至关、尺，为阳气已竭，阴气独盛。

病中出现代脉的歇止表现，为脏气衰微，病多危险。散脉是无根脉，当身体衰弱之人出现散脉，则病重难治。

【按语】 本文主要叙述了一些危重脉象的特点，临床较为少见。

> 饮食^①内伤，气口^②急^③滑。劳倦内伤，脾脉大弱。
>
> 欲知是气，下手脉沉，沉极则伏，涩弱久深。

150

火郁多沉，滑痰紧食，气涩血芤，数火细湿。

滑主多痰，弦主留饮，热则滑数，寒则弦紧。

浮滑兼风，沉滑兼气，食伤短疾，湿留濡细。

【注释】

①饮食：指饮食失节、暴饮暴食等致病因素。

②气口：指寸口脉。

③急：紧。

【白话解】 若饮食不加节制，伤及肠胃，其脉象在寸口部有数而兼滑的表现。过度或长期的劳累疲倦，成为致病因素，可损伤身体脏腑气血。因脾主肌肉，主四肢，过劳更易伤脾。因此，右关部脾脉虚大或细弱。

要想知道病位是否在气分，就看脉象表现是否为沉脉。沉脉进一步发展，脉位继续变深，便可形成伏脉。若再兼有涩脉或弱脉，可知患病日久，病势深重了。

若内火郁滞不能宣散外达，易使气血郁滞，于是脉位多沉。脉滑多为痰邪为患，脉紧多为饮食损伤。气虚或气滞等气病则多为涩脉，急性失血则多为芤脉。脉数为火热甚，脉细为兼有湿邪。

滑脉多见于痰湿内盛，弦脉多见于水饮内停。热迫血行，故热盛则气血流畅，脉象滑数；寒性凝滞收引，感寒则经脉挛缩，脉象弦紧。

脉象浮而滑，为疾病兼感风邪。脉象沉而滑，往往兼有气滞一类的实证。饮食不节所致的损伤，形成气滞则脉短；郁而化热则脉疾。湿浊内停，易伤脾气，则脉多见濡细。

【按语】 本段主要论述了一些脉象的形成机制，有利于临床病理脉象的灵活分析，但所提脉象的临床意义多为一般规律，具体病证还需结合其他诊法具体分析。

　　　　疟^①脉自弦，弦数者热，弦迟者寒，代散者折^②。

　　　　泄泻下痢^③，沉小滑弱；实大浮洪，发热则恶^④。

　　　　呕吐反胃，浮滑者昌^⑤，弦数紧涩，结肠^⑥者亡^⑦。

　　　　霍乱^⑧之候，脉代勿讶^⑨；厥逆^⑩迟微，是则可怕，

　　　　咳嗽多浮，聚肺关胃。沉紧小危^⑪，浮濡易治。

　　　　喘急息肩^⑫，浮滑者顺；沉涩肢寒，散脉逆证，

【注释】

　　①疟：病名。即疟疾。是由疟原虫寄生于人体所引起的疾病，临床上以间歇性的寒战、高热、出汗和退热以及脾肿大、贫血为特征，多发于夏秋季节。中医认为虐邪侵入人体，潜伏于半表半里的膜原部位，入与阴争则寒，出与阳争则热，故寒热往来，休作有时。

　　②折：断。引申为短命，在幼年死亡。此处有寿命不能长久之意。

　　③下痢：病证名。解释有二，一是对所有泻下疾病的统称，包括痢疾。二是专指痢疾。

　　④恶：指疾病加重，预后不良。

　　⑤昌：兴旺，昌盛。此处指病情减轻，预后较好。

　　⑥结肠：即肠结，大便秘结之意。

　　⑦亡：此指病情严重恶化，预后较差。

　　⑧霍乱：古时将上吐下泻并见作的病均称为霍乱。其范畴包括现代医学中的烈性传染病"霍乱"，也包括一般常见的急性胃肠炎。

　　⑨讶：惊讶。

　　⑩厥逆：病证名。厥者，尽也；逆者，乱也。即气血败乱的意思。多表现为突然昏倒，不省人事，四肢逆冷，手冷可过肘，足冷可过膝，多由阳气内衰，阴寒独盛，或气机逆乱，血随气逆而发。

　　⑪危：危险，此处指病情严重。

⑫喘急息肩：指喘息急迫，呼吸困难，需抬举两肩来帮助呼吸。常称张口抬肩。

【白话解】疟疾病在半表半里，属少阳经脉，脉象多弦急。弦而兼数为有热，弦而兼迟为有寒。疟疾中若出现代脉或散脉，多为正气衰败，病情严重，危及生命。

泄泻下痢的患者，由于气血的损伤，脉象多见沉小滑弱。若脉象见实大浮洪，并兼有发热症状，则病情加重。

出现呕吐反胃病证的患者，出现浮滑脉的，说明正气未衰，预后较好。若出现弦数紧涩的脉象，则说明经脉拘急，病情严重，若兼有腹痛大便不通，为胃气不降所引起，病情凶险。

上吐下泻交作的霍乱病，因骤然间气血错乱，而出现代脉，是常有的事，不必惊讶。若发展到四肢寒凉，脉象迟微，甚或突然昏倒，不省人事之时，最是可怕，这是阳气衰亡的表现。

常见的咳嗽病，多属外感病，故多见浮脉。病邪聚集于肺部，但也与胃有一定关系。咳嗽病若见到沉紧的脉象，是比较危险的。若见到浮濡的脉象，则病轻而易于治疗，表明肺中邪气不甚。

喘息急促，呼吸困难，甚至张口抬肩，而脉象浮滑的，多病情较轻，预后良好。若脉象沉涩而四肢寒冷的，或兼又有散脉出现的，为正气大伤，病逆难治，预后不良。

【按语】本段简述了疟疾、下痢、反胃、霍乱、咳嗽、喘等病证的脉象特征，并结合其他症状从病情的顺逆方面进行了阐明，说明了脉症结合在疾病的诊断预后方面具有重要的意义病热有火，洪数可医①，沉微无火，无根②者危。

骨蒸③发热，脉数而虚，热而涩小，必殒⑤其躯。

劳极⑤诸虚，浮耎微弱，土败⑥双⑦弦，火炎急数。

诸病失血，脉必见芤，缓小可喜，数大可忧。

瘀血内蓄⑧，却宜牢大，沉小涩微，反成其害。

遗精⑨白浊⑩，微涩而弱，火盛阴虚，芤濡洪数。

三消⑪之脉，浮大者生，细小微涩，形脱可惊。

小便淋閟⑫，鼻头色黄，涩小无血，数大何妨。

大便燥结，须分气血，阳数而实，阴迟而涩。

【注释】

①可医：可以医治而愈。

②无根：根，指脉的根基，可从尺部脉候取。平脉特点是有胃、有神、有根。脉之有根主要说明肾气的盛衰。无根，指尺部脉沉取无力，重按即绝的脉象。

③骨蒸：指病人自觉热从骨髓中蒸发而出的疾病，症见骨中蒸热、潮热、烦躁不安、盗汗、遗精等的病证。多见于阴虚之证，也是肺痨病的常见症状之一。

④殒：损伤，有严重损伤机体之意。

⑤劳极：指五劳六极。

⑥土败：脾脏五行属土，土败即指脾气衰败。

⑦双：指左右两手寸口脉。

⑧蓄（xù）：积聚之意。

⑨遗精：病证名。不性交而精液自行遗泄的表现。有梦而遗者名为"梦遗"；无梦而遗，甚至清醒时精液自行滑出者为"滑精"。多由心肾不交、肾气不固、湿热下注等引起。

⑩白浊：病证名。指小便浑浊不清，色白如泔浆，或初尿不浑，留置稍长，沉淀呈积粉样的表现。多因膀胱湿热所致。

⑪三消：指消渴病中的上消、中消、下消三种，见于《景岳全书·杂证谟》。

⑫閟（bì）：同"闭"。

【白话解】 各种热病都因体内有火，脉象洪数正是有火热的反映，是易于治愈的。热病却出现沉微的脉象，则表明体内已无火热；若见无根的脉象，则表明元气衰亡，病情危重。

骨蒸发热的病证，属于阴虚证，脉象多数而无力；若热势加重而脉象涩小，可见阴虚已极，有生命垂危之兆。

五劳、六极各种虚损的病证，脉象多见浮软微弱。若肝木旺而脾土弱，则两手脉象均见弦脉；若火热内盛，则脉象可见急数。

各种急性大量失血的病证，必然会出现芤脉。若芤脉逐渐转为缓小，是较好的表现，反映虽气血不足，但正气还未大伤。若芤脉转为数大，则病情加重，多为气随血脱，病情令人担忧。

各种瘀血积蓄于体内的病证，多见牢大的脉象，表明正气尚旺。若脉象沉小涩微，为气血俱衰，危害更大。

遗精病和白浊病，因损伤精气，脉多微涩而无力。若虚火日盛，阴虚更重，则会出现芤、濡、洪、数等不同的脉象。

三消病证多为燥热之病，脉象宜见浮大，脉症相应，容易治疗。若脉象细小或微涩，并且身体消瘦，是阴虚极甚的表现，病情严重。

小便涩痛或小便不通的病证，同时鼻头色黄的，分虚实两种。兼有脉象涩小的，为血虚；兼有脉象数大的，为湿热。湿热证较容易治疗，危害不大。

大便燥结不通，辨证时必须分清病在气分，还是血分。病在气分的，属阳证，为高热伤津，脉实有力；病在血分的，属阴证，为阴血亏虚，脉迟而涩。

【按语】 本段简述了各种热证、虚损、失血、血瘀、遗精、白浊、消渴、淋证、便秘等病证的脉象特征，提出从脉象区分寒热虚实证候，并对疾病的诊断预后进行了阐释。

癫①乃重阴②，狂③乃重阳④。浮洪吉兆，沉急凶殃。

痫脉宜虚，实急者恶，浮阳沉阴，滑痰数热。

喉痹⑤之脉，数热迟寒。缠喉⑥走马⑦，微伏则难。

诸风眩运⑧，有火有痰，左涩死血，右大虚看。

头痛多弦，浮风紧寒，热洪湿细，缓滑厥痰⑨。

气虚弦软，血虚微涩，肾厥⑩弦坚，真痛⑪短涩。

心腹之痛，其类有九⑫，细迟从吉，浮大延久。

疝气弦急，积聚在里。牢急者生，弱急者死，

腰痛之脉，多沉而弦，兼浮者风，兼紧者寒，

弦滑痰饮，濡细肾著⑬，大乃肾⑭虚，沉实闪肭⑮。

【注释】

①癫：病名。为精神错乱的疾病。表现为精神抑郁，表情淡漠，喃喃自语，甚则僵仆直视。

②重（chóng）阴：两种属于阴的性质重合于同一个事物上。在脉象上，尺部属阴，尺部出现沉涩而短之脉为重阴。

③狂：病名。为精神躁狂失常的病证。表现为狂躁易怒，喧扰不宁，打人毁物，不避亲疏，歌笑不休，衣被不敛等，属实证。

④重阳：两种属于阳的性质重合于同一个事物上。在脉象上，寸部属阳，寸部脉出现阳脉者为重阳。

⑤喉痹：病名。痹，闭塞不通之意。以咽部红肿疼痛，或干燥，异

物感，或咽痒不适，吞咽不利等为主要表现的疾病。

⑥缠喉：病名。又称缠喉风。属于喉风范畴。多因感受风热，肺胃素有积热，致风火相煽，蕴结而成。症见咽喉红肿疼痛，或肿疼连及胸前，项强而喉颈如蛇缠绕之状的病证。

⑦走马：病名。又称"走马喉风"。"走马"言其病势迅速之至。症见头痛身疼，面赤唇红，颈项肿痛，牙关紧闭，痰声如拽锯，声音嘶哑，饮食汤药阻隔不下。

⑧眩运：即眩晕。

⑨厥痰：即痰厥。厥证之一。因痰盛气闭而引起的四肢厥冷，甚至昏厥的病证。

⑩肾厥：因肾脏的严重病变，致肾气衰竭，气化失司，湿浊尿毒内蕴，上泛而蒙闭脑神。在肾病症状基础上，出现以神识昏蒙为主要表现的肾病及脑的厥病类疾病。

⑪真痛：指局部出现的剧烈疼痛。在头部疼痛剧烈者，称"真头痛"；心前严重绞痛者称"真心痛"。

⑫其类有九：见于唐代孙思邈的《千金要方·心绞痛》："九痛丸治九种心痛，一虫心痛，二注心痛，三风心痛，四悸心痛，五食心痛，六饮心痛，七冷心痛，八热心痛，九去来心痛，此方悉主之。"

⑬肾著：古也病名。见《金匮要略·五脏风寒积聚病脉征并治》。多由肾虚寒湿内著所致。症见腰部冷痛重着，转侧不利，虽静卧也不减，遇阴雨则加重。

⑭臂：通"肾"。

⑮朒（nà）：肥软之意。

【白话解】 癫症是阴气盛的病；狂症是阳气盛的病。脉象浮洪是脉症相应，预后较好；脉象沉数是脉症不符，预后不良。

痫证证候属虚，脉象宜虚。如果脉象坚实弦急，为病势加重，不易治愈。脉浮的为阳证；脉沉的为阴证；脉滑为痰多；脉数为热盛。

喉痹病的脉象有数有迟。数为热证；迟为寒证。缠喉风、走马喉风均是喉痹重证，多属风火痰热上涌，脉宜浮洪或浮滑。若脉微或沉伏，必难治疗。

各种风病的头目眩晕，病因有属火旺的，也有属痰多的。左手脉涩，多为瘀血所致；右手脉大，多为虚证所致。

头痛病所出现的脉象，多为弦脉。脉浮者多为外感风邪，脉紧者多为外感寒邪。属热者则脉洪，有湿者则脉细，脉象缓而滑者，多为气虚挟痰。

头痛病属气虚者，脉象多弦而无力；头痛病属血虚者，则脉微而涩。肾气厥逆性头痛，脉象弦而坚实。头痛剧烈者，脉多短涩。

心腹部疼痛，有九种类型。脉细迟的预后较好，脉浮大的病情难愈。

疝气病，多见弦急脉，为体内肿块阻滞气血所致，脉象牢急者，易于治愈；脉细弱而数的，则十分危险。

腰痛病的脉象，多见沉而弦。若为浮弦的，则为风邪为患；兼有紧象的，为感受寒邪。沉紧为内寒，浮紧为外寒。脉象弦滑者，多兼有痰饮；脉象濡细者，多为寒湿所致的肾着病；脉大无力者，为肾虚；脉沉实者，为腰部闪挫外伤。

【按语】辨别疾病吉凶，正气盛衰是关键。正气旺盛的则吉，正气衰败的则凶。从脉象需注意脉症相参。实热之病，反见沉、微、细、涩等虚脉；虚寒的病，反见虚、大、洪、实等脉，都是脉证相反的危险现象。

脚气①有四，迟寒数热，浮滑者风，濡细者湿。

痿病②肺虚，脉多微缓，或涩或紧，或细或濡。

风寒湿气，合而为痹③，浮涩而紧，三脉乃备。

五疸④实热，脉必洪数，涩微属虚，切忌发渴。

脉得诸沉，责其有水。浮气与风，沉石或里。

沉数为阳，沉迟为阴，浮大出厄⑤，虚小可惊。

胀满脉弦，土制于木，湿热数洪，阴寒迟弱。

浮为虚满，紧则中实；浮大可治，虚小危极。

五脏为积，六腑为聚，实强者生，沉细者死。

中恶⑥腹胀，紧细者生，脉若浮大，邪气已深。

【注释】

①脚气：病名，又名"缓风""臁弱"。见《诸病源候论》。因外感湿气风毒，或饮食厚味所伤，积湿生热，流注于脚而成。其症起于脚腿麻木、酸痛，软弱无力，或挛急，或肿胀，进而入腹攻心，小腹不仁。呕吐不食，心悸、胸闷，神志恍惚。因从脚起，故名脚气病。

②痿病：病名。见《素问·痿论》。以四肢筋脉弛缓，软弱无力，日久不用，渐至肌肉萎缩，不能随意运动为主要表现的疾病。

③痹：病名。通常多指风、寒、湿三种邪气侵犯，引起肢体关节疼痛、肿大、麻木等症状的一类疾病。

④五疸：疸，黄疸。以面目一身俱黄为主症。《金匮要略·黄疸病脉证并治》将黄疸按临床表现不同，分为五种，即黄疸、谷疸、酒疸、女劳疸、黑疸，后世称为五疸。《备急千金要方》、《肘后备急方》亦有五疸记载，与此稍有不同。

⑤厄（è）：困苦、灾难。

⑥中恶：古病名。又称客忤、卒忤。感受秽毒或不正之气，突然厥逆，不省人事。见《肘后备急方》。

【白话解】脚气病分为寒、热、风、湿四种。脉迟的为寒证；脉数的为热证；脉浮滑的，为风邪为患；脉濡细的为湿邪内阻。

肢体痿软的痿病多因肺虚所引起，其脉象多为微、缓一类的虚脉，或兼涩脉，或兼紧脉，或兼细脉，或兼濡脉等。

风、寒、湿三种邪气同时侵袭人体，留滞肢体关节，以致气血不畅而发生肢体疼痛麻木的痹证，其脉象多为浮、涩、紧三种并见。

疸病有黄疸、黑疸、酒疸、谷疸、女劳疸五种，多属实热，脉象必为洪数脉。若脉象涩微者，属于虚寒。若出现口渴，则病重难治。

水气为患的水肿病，脉象多沉。若脉象浮者，多为风邪外袭引起的风水相搏；若脉象沉者，多因水气在内。脉沉数者，为阳水；脉沉迟者，为阴水；脉浮大者，是病势好转，脱离危险；脉虚小者，是正气亏虚，难以治愈，为病重表现。

胀满病中，脉象弦者，是肝木乘脾土；脉象数洪者，属湿热蕴结；脉象迟弱者，属阴寒内盛；脉象浮者，为虚性胀满；脉象紧者，为腹中有实滞。总之，胀满病脉象浮大者，病轻可治；脉象虚小者，病危难治。

邪气聚积于五脏者，称为积。聚积于六腑者，名为聚。积聚病，脉象实强者，病轻易治；脉象沉细者，病重难治。

中恶病出现腹胀，脉象紧细者，正气未败，病轻尚有生机。若脉象浮大者，是正气衰败，邪气深重的表现。

【按语】 本段仍然强调了脉症是否相应在病证辨识中的意义，诊脉时应多分析脉症出现的机制，从而分清证候，明辨预后。

痈[①]疽[②]浮散，恶寒发热，若有痛处，痈疽所发。

脉数发热，而痛者阳，不数不热，不疼阴疮。

未溃痈疽，不怕洪大，已溃痈疽，洪大可怕。

肺痈③已成，寸数而实。肺痿④之形，数而无力。

肺痿色白，脉宜短涩，不宜浮大，唾糊呕血。

肠痈⑤实热，滑数可知，数而不热，关脉芤虚；

微涩而紧，未脓当下，紧数脓成，切不可下。

【注释】

①痈：病名。指发生于体表皮肉之间的急性化脓性疾病。在中医文献中痈有"内痈"、"外痈"之分，此处应是"外痈"。症见红肿高起，根盘紧束，灼热疼痛。多因温热火毒内蕴，气血瘀滞，热盛肉腐而成。

②疽：病名。属外科疮疡，有头疽和无头疽的统称。症见漫肿无头，肤色不变，不热少痛。多由气血虚而寒痰凝滞，或五脏风毒积热，攻注于肌肉所致。

③肺痈：病名。见《金匮要略·肺痿肺痈咳嗽上气病脉证治》。指是由风热邪毒袭肺，热壅血瘀，导致血败肺溃肉腐，而成痈脓的疾病。临床以发热、咳嗽、胸痛、咳吐腥臭脓血痰为特征。可见于肺脓疡、支气管扩张等疾患。

④肺痿：病名。是多种肺部慢性疾患后期的转归，如肺痈、肺痨、咳嗽日久等，若导致肺叶痿弱不用，俱可成痿。临床表现有咳救，吐黏稠涎沫，咳声不扬，动则气喘，口干咽燥，形体消瘦，或见潮热，甚则皮毛干枯，舌干红，脉虚数等症。

⑤肠痈：病名。因饮食不节，湿热内阻，致败血浊气壅遏于阑门而引起的肠道痈肿，属内痈范畴。以转移性右下腹痛为本病主要症状。包括急性阑尾炎、阑尾周围脓肿等。

【白话解】痈疽病中多见浮散脉。兼有恶寒发热的症状，若局部有明显的疼痛，这就是痈疽所发生的部位。

痈疽病脉数而有发热、疼痛者的为阳证；脉不数，不发热，无疼痛者，为阴证的疮疡。

没有破溃的痈疽，脉象洪大的，为脉症相合，病情不重。痈疽破溃之后，脓血已出，还兼有脉象洪大者，多为邪气未尽、正气耗损，病情较重，必须慎重处理。

肺痈是实热证，肺痈已经形成的时候，寸部脉数而坚实有力。肺痿是虚证，肺痿的脉象多数而无力。

肺痈病出现面色发白时，气血已虚，脉象宜短而涩，不宜出现浮大脉，否则可能出现咳唾黏稠痰，或呕吐脓血。

肠痈属实热证，由滑数脉象可以诊察。若脉象数而非实热证，此时关部会出现芤脉或虚脉。

肠痈病若出现微涩而紧的脉象，提示尚未成脓，应当采用攻下的治法。当脉象已变为紧数脉时，则提示已成脓，切不可采用攻下的治法。

【按语】本段简述了痈疽类病的脉症表现及预后。

（十三）妇人脉

妇人之脉，以血为本，血旺易胎，气旺难孕。

少阴①动甚，谓之有子，尺脉滑利，妊娠可喜。

滑疾不散，胎必三月，但疾不散，五月可别。

左疾为男，右疾为女。女腹如箕②，男腹如斧③。

欲产④之脉，其至离经⑤，水⑥下乃产，未下勿惊。

新产之脉，缓滑为吉，实大弦牢，有证则逆。

【注释】

①少阴：指经脉名称，即手少阴心经。出《素问·平人气象论》"妇人手少阴脉动甚者，妊子也。"

②箕：指簸箕。此处用以形容孕妇腹部形状圆而宽平，形如簸箕。

③斧（fǔ）：古代的一种锅。此处用以形容孕妇的腹部形状圆而凸，形如锅底。

④欲产：孕妇即将生产。

⑤离经：指孕妇临产期脉象出现不同于以往平时的脉象。离即离开，距离，引申为区别、不同。

⑥水：即羊水。为养胎之水。即指羊膜腔内的液体。

【白话解】妇人的体质是以血为根本的。血气旺盛的人，容易受孕；气旺而血不旺的人，难以受孕。妇人少阴之脉搏动明显而滑利的，为已妊娠之象。尺部脉滑利的，表现气血旺盛，可见于妊振有喜之脉。孕妇脉滑速流利而不散乱的，多为怀孕已经三个月；若脉来去速而不散，仍很滑利，以此可知已怀孕五个月了。

孕妇左脉脉率较快的，为男胎；右脉脉率较快的，为女胎。有女胎的孕妇腹部如簸箕底般的隆起，形状圆而宽；有男胎的孕妇腹部如锅底般的突出，其状尖圆。

将要生产的时候，脉搏滑利而数，称为离经脉。在这种情况下，如果见到羊水流下，是即将生产了；在没有羊水流下时，是产时未到，不必惊慌紧张。

刚刚生产之后的脉象，以缓而滑利为好的表现。若见到实脉、大脉、弦脉、牢脉等脉象，同时还有不适等病证表现的，就是病情较重的表现了。

【按语】此段叙述了妇人脉象的生理基础，可测知胎儿性别的脉象，以及临产或产后的脉象顺逆。有些内容还需临床验证。

（十四）小儿脉

小儿之脉，七至①为平②，更察色③证，与虎口文④。

【注释】

①七至：脉搏一息跳动七次。

②平：正常。

③色：皮肤色泽。观察皮肤色泽，临床常以观察面部为主。

④虎口文：指小儿食指络脉，又称小儿指纹。

【白话解】小儿的脉象，以一息七至为正常。诊小儿病时，除诊脉以外，更重要的是观察气色变化，症状表现，以及小儿脉纹的形色。

【按语】小儿脉在《内经》中已有记述，后世多有发展。此处讲小儿脉率较快，"七至为平"，并强调对小儿要重视望色和指纹。目前医疗实践中，对于3岁以内的婴幼儿，往往以望指纹代脉诊，对3岁以上者才采用脉诊。

（十五）奇经八脉的脉象

奇经八脉①，其诊又别。直上直下，浮则为督；

牢则为冲；紧则任脉。寸左右弹②，阳跷可决。

尺左右弹③，阴跷可别；关左右弹④，带脉当诀。

尺外斜上⑤，至寸阴维；尺内斜上⑥，至寸阳维。

督脉为病，脊强⑦癫痫⑧；任脉为病，七疝⑨瘕坚⑩。

冲脉为病，逆气里急；带主带下，脐痛精失。

阳维寒热，目眩僵仆⑪；阴维心痛，胸胁刺筑⑫。

阳跷为病，阳缓阴急；阴跷为病，阴缓阳急。

癫痫瘛疭⑬，寒热恍惚⑭，八脉脉证，各有所属，

平人无脉，移于外络，兄位弟乘，阳溪列缺⑮。

【注释】

①奇经八脉：奇者，异也。奇经是指经脉系统中异于十二正经的八条经脉。包括督脉、任脉、冲脉、带脉、阴跷脉、阳跷脉、阴维脉、阳维脉。

②寸左右弹：指两手寸口脉紧，应指有左右弹手的感觉。

③尺左右弹：指两手尺部脉紧，应指有左右弹手的感觉。

④关左右弹：指两手关部脉紧，应指有左右弹手的感觉。

⑤尺外斜上：从尺部外侧（大指侧）斜上至寸部。

⑥尺内斜上：从尺部内侧（小指侧）斜上至寸部。

⑦脊强：脊柱强直。

⑧癫痫：病名，可分为癫病和痫病。癫为精神错乱的一种疾病，举止失常。痫是一种发作性神志异常的疾病。

⑨七疝：疝病的七种类型。泛指体腔内容物向外突出引发疼痛等病证。包括水疝、狐疝、气疝、血疝、寒疝、癫疝、筋疝七种。

⑩瘕坚：指腹腔内的积块。

⑪僵仆：突然昏倒，身体僵直。

⑫胸胁刺筑：筑，跳动、悸动不安。指胸胁刺痛，心中悸动不安。

⑬瘛疭（chī zòng）：瘛，筋脉拘急而收缩；疭，筋脉缓纵而伸开。指肢体抽搐的病证。

⑭恍惚：指神思不定。慌乱无主。

⑮阳溪列缺：经穴名。阳溪穴属手阳明大肠经；列缺穴属手太阴肺经。

【白话解】对奇经八脉的诊断与十二经脉稍有区别。寸口脉直上直下如弓弦，若见于浮取的，为督脉的脉象；牢脉为冲脉病变的脉象；紧脉为任脉病变的脉象。寸部脉的弹指，时而向外，时而向里的，可以诊断阳跷脉的病变；尺部脉内外弹指的，可以诊断阴跷脉的病变；关部脉内外弹指的，可以诊断带脉的病变。脉自尺部外侧斜向前行而达寸部的，为阴维脉病变；脉自尺部内侧斜向前行而达寸部的，为阳维脉病变。

督脉病变，发生颈项脊背强直，见癫证或痫证。任脉有病，发生各种疝症或体内肿块。

冲脉有病，则内部气逆上冲，急迫不安；带脉有病，则女子带下、脐痛、男子遗精等病。

165

阳维主一身之表，阳维脉有病，则发生恶寒发热、眩晕昏厥等症；阴维主一身之里，阴维脉有病，则心胸疼痛、胸胁刺痛。

阳跷脉起于足跟，行外踝。阳跷脉有病，则外踝肌肤弛缓，内踝肌肤紧急；阴跷脉起于足跟，行内踝，阴跷脉有病，则内踝肌肤弛缓，外踝肌肤紧急。

总之，因奇经八脉失和可引起：癫痫病、瘛疭病、寒热病、恍惚病等、均分属奇经八脉的病证。

寸口脉，一般都通过寸、关、尺三部。有人虽然没有病，寸口部却没有脉象，可能是寸口部的脉反移到手臂外侧。如同弟弟占据了哥哥的地位，所以不是病脉。它经过阳溪、列缺两个穴位。

【按语】奇经八脉的脉象和主病较为特殊，源于其特殊的循行部分和病因病机。这些内容在现代临床中较少应用。临床实践中不可拘泥，应四诊合参，正确辨治。文中还提到正常人中的脉位变异——反关脉，不属病脉。

（十六）真脏脉

病脉既明，吉凶当别。经脉之外，又有真脉①。

肝绝之脉，循②刀责责③。心绝之脉，转豆④躁疾⑤。

脾则雀啄⑥，如屋之漏⑦，如水之流，如杯之覆⑧。

肺绝如毛，无根萧索⑨，麻子动摇，浮波之合⑩。

肾脉将绝，至如省客⑪，来如弹石⑫，去如解索⑬。

命脉将绝，虾游鱼翔⑭，至如涌泉⑮，绝在膀胱。

真脉既形，胃已无气，参察色证，断之以臆⑯。

【注释】

①真脉：即真脏脉。为五脏功能衰竭，真脏之气外显，无胃、无神、无根的脉象，没有从容和缓之象。主要见于疾病的危重阶段。又名"怪脉""死脉""绝脉""败脉"等。

②循：依照，顺着。此处作"按""摸"讲。

③责责：锋利劲急的样子。

④转豆：转动的豆子。

⑤躁疾：形容脉率较快而无从容和缓之象。

⑥脾则雀啄：雀啄，即鸟啄食。此处形容脾的真脏脉，脉象在筋肉间，连逢数急，如雀啄食之状，此为预示脾胃之气将绝。

⑦如屋之漏：脉来如破屋漏水，时断时续，良久一动。即"屋漏脉"。

⑧覆：翻，倒过来。

⑨萧索：萧条、冷落之意。

⑩麻子摇动，浮波之合：肺的真脏脉，如麻子仁转动，短小而促急，又如水波前后叠合，至数模糊不清。

⑪省客：脉学名词。指脉象。初来脉搏充盈。旋即鼓动而去，时有时无。《素问·大奇论》："脉至如省客，省客者，脉塞而鼓，是肾气不足也。"

⑫来如弹石：即"弹石脉"。脉来如指弹石，坚动而乏柔和。

⑬去如解索：指"解索脉"。脉象去时如解开的绳索，散乱而无序。

⑭命脉将绝，虾游鱼翔：即指"虾游脉"和"鱼翔脉"。虾游脉指脉在皮肤如虾游水，时隐时现，难以辨识。鱼翔脉指脉来如鱼游水中，头定而尾摇，似有似无，无有定迹。命门的真脏脉可见"鱼翔脉"和"虾游脉"。

⑮至如涌泉：形容脉来极快如泉水上涌，有出无回，滚滚而来。

⑯臆（yì）：胸臆，心里。

【白话解】 对于各种病脉，既然清楚了，对于疾病的吉凶还当辨别清楚。在常见脉之外，还有几种真脏脉需要区分，均是脏气已绝、病情危重的脉象。

肝气已绝时，切诊到肝真脏脉，就像手指抚摸在刀刃上；感觉弦急而坚硬；心气绝时，脉形极短，像豆粒转动，来去急速。

脾气将绝时，脉有多种。有的像麻雀啄食的情况，跳动数次后即间有歇止；有的如屋漏滴水，好久脉来一次；有的如水之流，前后相接，脉搏至数不清；有的如杯倾覆，水流四溢，脉形散大而即行消失。

肺气将绝时，脉浮软无力如羽毛轻微触指，稍为重按时，沉候全无脉搏，冷冷落落地不见动静。肺的真脏脉，极速极微，次数好像麻子那样的细小而多；又好像水面微波两相撞击。

肾气将绝时，脉来如访客，初来脉搏充盈，旋即鼓动而去，时有时无。肾的真脏脉，来时如弹石，弹指特别有力；去时如解索散乱不规则。

命门将绝时，脉如虾游，时隐时现；又如鱼翔之状，似有似无。另外还有一种脉，它在浮候跳动极速，至数不清，如泉水涌出的样子，翻滚如水沸，这是膀胱之气已绝。

既然已经出现了真脏脉，证明胃气已无，再结合观察病色等其他症状，便可在心中对它诊断了。

【按语】真脏脉是在病情危重期出现的无胃、无神、无根的脉象，提示脏腑之气衰竭。古代医家多认为，若见真脏脉，病情危殆，不可救治。但从现代临床实践来看，并非所有真脏脉都提示危重症，也可见于一时的脏器功能紊乱，须注意与胃气衰败，病情危重的"真脏脉"鉴别。